■ 全国高等中医药院校课程速记系列

中药学
随身速记歌诀

李明蕾　编著

U0792098

中国健康传媒集团
中国医药科技出版社

图书在版编目（CIP）数据

中药学随身速记歌诀 / 李明蕾编著 . —北京：中国医药科技出版社，2024.4

（全国高等中医药院校课程速记系列）

ISBN 978-7-5214-4451-3

Ⅰ. ①中…　Ⅱ. ①李…　Ⅲ. ①中药学 – 中医学院 – 教学参考资料　Ⅳ. ① R28

中国国家版本馆 CIP 数据核字（2024）第 021767 号

美术编辑　陈君杞
版式设计　辰轩文化

出版　**中国健康传媒集团** | 中国医药科技出版社
地址　北京市海淀区文慧园北路甲 22 号
邮编　100082
电话　发行：010-62227427　邮购：010-62236938
网址　www.cmstp.com
规格　880 × 1230 mm 1/64
印张　5 1/4
字数　185 千字
版次　2024 年 3 月第 1 版
印次　2024 年 3 月第 1 次印刷
印刷　河北环京美印刷有限公司
经销　全国各地新华书店
书号　ISBN 978-7-5214-4451-3
定价　29.00 元

获取新书信息、投稿、为图书纠错，请扫码联系我们。

内容提要

本书以“十四五规划教材”为蓝本，采用七字歌诀形式编著，概括了中药学所学之精要。全书分为总论和各论两部分。总论中，用传统歌诀的形式，概述中药学的基本理论知识，如中药的炮制、性能、配伍、用药禁忌和剂量用法等。各论中，收录常用中药568味，简要地记述了每味中药的功效、应用、用法用量和使用注意等。书中用传统歌诀和趣味歌诀相结合的形式，概述每味中药的功效和应用；用速记要点的形式，强调每味中药的功效特点和重点难点。本书适合中医药院校师生、中医临床工作者和广大中医爱好者参考使用。

前言

本书以全国中医药行业高等教育“十四五”规划教材《中药学》为蓝本进行编写。全书分为总论和各论两部分。总论中，用传统歌诀的形式，概述中药学的基本理论知识，如中药的炮制、性能、配伍、用药禁忌和剂量用法等；各论中，收录常用中药568味，简要地记述了每味中药的功效、应用、用法用量和使用注意等。本书的特色是用传统歌诀和趣味歌诀相结合的形式，概述每味中药的功效和应用，用联想记忆帮助记忆；用速记要点的形式，强调每味中药的功效特点和重点难点。

编者多年从事《中药学》这门课程的一线教学工作，深知《中药学》的知识点繁多，学生学习记忆困难，因此用功效的谐音联想来编写趣味歌诀，用简单轻松的语言，激发学生的学习兴趣，减轻记忆背诵的负担，巩固课程学习的效果，以提高学生对《中药学》知识的掌握和运用能力。

本书适合中医药院校师生、中医临床工作者和广大中医爱好者参考使用。

编　者

2024年1月

目 录

第一章 中药的起源和中药学的发展

速记歌诀

中华药物远古始，药食同源神农尝。
百药之长酒多用，伊尹汤液组复方。
秦汉神农本草经，上中下品功效分，
三百六十五味药，最早本草尊经典。
南朝本草经集注，自然属性来分类，
首创诸病通用药，雷公炮制论第一。
新修本草乃官修，图文并茂盛唐先。
证类本草唐慎微，方药兼收图文宋。
本草纲目李时珍，十六世纪百科书。
本草纲目拾遗清，文献价值赵学敏。

速记要点

1. 秦汉时期

《神农本草经》成书不晚东汉，首次按药物功效进行分类，分为上、中、下三品，即“三品分类法”。本书是我国现存最早的中药学专著。

2. 三国、两晋、南北朝时期

《本草经集注》作者为陶弘景，成书于南北朝时期，首次按药物的自然属性进行分类，首创“诸病通用药”。

《雷公炮炙论》为我国第一部中药炮制专著，标志着本草学一新兴分支学科的诞生。

3. 隋唐、五代十国时期

《新修本草》是我国历史上第一部官修本草。本书首次增加药物图谱，并附以文字说明。这种图文对照的方式，开创了药学著作的先例。

4. 宋、金元时期

《证类本草》作者为唐慎微，载方 3000 余首。本书开创方药兼收、图文并茂的编写体例，为后世保存了大量宋以前方药的宝贵文献。

5. 明代

《本草纲目》作者为李时珍，按“从贱至贵”的原则，以自然属性进行分类，从无机到有机，从低等到高等，是当时世界上最先进的分类法。本书被称作我国16世纪的百科全书。

6. 清代

《本草纲目拾遗》作者为赵学敏，新增民间药及外来药，丰富了本草学的内容，具有重要的文献学价值。

第二章　中药的产地、采集与贮藏

第一节　中药的产地

速记歌诀

道地药材疗效好，川广云贵怀浙关。
川连芎附贝麦芷，新会陈皮阳春砂。
云苓三七诃石斛，天麻杜仲茱萸贵。
地黄怀牛山药菊，关参鹿茸五味子。
白术白芍浙八味，郁金贝菊延玄麦。
菊丹石斛宣木瓜，宁夏枸杞岷当归。

速记要点

1. 道地药材的概念

它是指药材带有明显的地域特色，具有悠久的历史、适宜的环境、优良的品种、宏丰的产量、考究的炮制和突出的疗效。

2. 著名的道地药材

产于重庆的黄连，四川的川芎、附子、川贝母、麦冬、川牛膝、白芷等；产于广东的砂仁、陈皮等；产于云南的三七、茯苓、石斛、诃子等；产于贵州的天麻、杜仲、吴茱萸等；产于河南的地黄、山药、牛膝、菊花；产于浙江的白术、浙贝母、白芍、杭白菊、玄参、麦冬、延胡索、温郁金等；产于东北的人参、鹿茸、五味子；产于安徽的菊花、牡丹皮、石斛、木瓜等。此外，还有甘肃的当归、宁夏的枸杞、山东的阿胶等道地药材，沿用至今。

第二节　中药的采集

速记歌诀

三月茵陈四月蒿，采集时间关药效。
全草叶茂初花时，叶类花开霜桑叶，
未开花蕾气味全，果实种子熟后采，
根茎早春深秋时，树皮根皮春夏宜。
动物活动易捉取，矿物全年随时采。

速记要点

在药用部位的有效成分含量最高的时节采集。

1. 植物类药材

按药用部位的不同分为以下几个方面。

（1）全草：植物枝叶茂盛、花朵初开时采集。

（2）叶类：花蕾将放或正盛开的时候采集。但桑叶需在深秋或初冬经霜后采集。

（3）花、花粉：采集未开放的花蕾或刚开放的花朵。

（4）果实、种子：一般在果实成熟时采收。但青皮、枳实等要在果实未成熟时采收。

(5) 根、根（块）茎：早春或深秋时节采集。

(6) 树皮、根皮：春、夏时节采集。

2. 动物类药材

根据各自的生长活动季节采集，以保证药效及容易获取为原则。

3. 矿物类药材

全年随时可采收。

第三节 中药的贮藏

速记要点

1. 影响中药变异的常见外界因素

①温度。②湿度。③空气。④日光。⑤微生物。⑥虫害。

2. 贮藏中常见的中药变异现象

①虫蛀。②发霉。③变色。④走油。

第三章　中药的炮制

第一节　中药炮制的目的

速记歌诀

中药炮制目的多，一高一低一纯净。
增强作用提疗效，降低毒副保安全。
纯净药材矫味臭，两个改变不一样。
改变性状切干燥，便于调剂与贮藏。
改变性能应用广，引药入经亦增效。

速记要点

中药炮制的目的可归纳为以下八种。

1. 纯净药材，保证质量，分拣药物，区分等级。

2. 切制饮片，便于制剂调剂。
3. 干燥药材，便于贮藏。
4. 矫味、矫臭，便于服用。
5. 降低毒副作用，保证用药安全。
6. 增强药物作用，提高临床疗效。
7. 改变药物性能，改变应用范围。
8. 引药入经，便于定向用药。

第二节　中药炮制的方法

速记歌诀

炮制方法分五类，修治纯净粉碎切。
水制漂洗浸泡洒，闷润水飞防飞扬。
火制炒炙与煅煨，水火共制蒸炖淬。
其他制法有制霜，精制药拌发酵芽。

速记要点

炮制方法可分为以下五类。

一、修治

1. 纯净药材。
2. 粉碎药材。
3. 切制药材。

二、水制

1. 漂洗。
2. 浸泡。
3. 闷润。
4. 喷洒。
5. 水飞。

三、火制

1. 炒

（1）清炒法：炒焦可增强药物健脾消食的作用。炒炭可增强药物止血、止泻的作用。

（2）加辅料炒法：根据辅料的不同分为麦麸炒、米炒、土炒、蛤粉炒和滑石粉炒等。

2. 炙

蜜炙可增强润肺止咳作用，如百部、款冬花。酒炙可增强活血作用，如川芎、当归；酒炙又能降低毒副作用，如常山。醋炙可增强疏肝解郁作用，如香附、柴胡；醋制又能降低毒性，如芫花、甘遂。盐炙可引药入肾和增强补肾作用，如杜仲、补骨脂。姜炙能增强止呕作用，如半夏、竹沥。

3. 煅

煅法适用于质地坚硬的矿物药或贝壳类药物，易于粉碎，便于有效成分的煎出。

4. 煨

煨法的目的是除去药物中的挥发性及刺激性成分，缓和药性，降低副作用，增强疗效，如肉豆蔻、木香。

四、水火共制

①煮法。②蒸法。③炖法。④燀法。⑤淬法。

五、其他制法

①制霜。②发酵。③发芽。④精制。⑤药拌。

第四章　中药的性能

第一节　四气

速记歌诀

寒热温凉谓四气，阴阳盛衰药性用。
确立四气疗效获，疾病寒热相对言。
泻火解毒清热邪，温里散寒暖诸脏。
四气指导临床药，寒热应用须明辨。
温热药治阴寒证，寒凉药疗阳热证。
寒热温凉若错用，病情恶化甚死亡。

速记要点

1. 四气的含义

四气指寒热温凉四种药性，反映了药物对人体寒热变化和阴阳盛衰的作用倾向。

2. 四气的确立依据

决定于药物的功效，与病证的寒热性质是相反的。

3. 四气的作用

寒凉药分别具有清热泻火、凉血除蒸、清热解毒、清肺化痰、清肝明目等作用；温热药分别具有温中散寒、温肺化饮、暖肝止痛、补肾助阳、温经止血等作用。

4. 四气的临床意义

《素问·至真要大论》载："寒者热之，热者寒之。"即温热药用治阴寒证，寒凉药用治阳热证，这是临床要遵循的用药原则。反之，如果阴寒证用寒凉药，阳热证用温热药，必然导致病情加重或死亡。

第二节　五味

速记歌诀

五味酸苦甘辛咸，还有淡味和涩味。
最初口尝药物味，药效决定更重要。
辛味发散行气血，甘味补益缓急和，
酸味收敛又固涩，苦味燥湿泄坚阴，
咸味软坚亦泻下，淡能渗利涩同酸。
五味功用需牢记，气味合参药效显。

速记要点

1. 五味的含义

五味指药物有酸、苦、甘、辛、咸五种药味，还有淡味或涩味。

2. 五味的确立依据

①药物的作用。②口尝的味道。

3. 五味所表示药物的作用

（1）辛：①能散，具有发散表邪的作用，如解表药、祛风湿药。②能行，具有行气、行血的作用，如行气药、活血药。

（2）甘：①能补，具有补益的作用，如补虚药。②能和，具有和中、调和药性的作用，如神曲消食和胃、甘草调和药性。③能缓，具有缓急止痛的作用，如饴糖、甘草用治脘腹挛急疼痛。

（3）酸：能收、能涩，具有收敛、固涩的作用，如固表止汗药、敛肺涩肠药等。

（4）苦：①能泄，具有清泄火热的作用，如栀子；具有泄降气逆的作用，如苦杏仁；具有通泄大便的作用，如大黄。②能燥，具有燥湿的作用，如苍术、厚朴。③能坚，具有坚阴（泻火存阴）的作用，如黄柏、知母。

（5）咸：①能下，具有泻下通便的作用，如芒硝。②能软，具有软坚散结的作用，如牡蛎。

（6）淡：①能渗，具有渗湿的作用。②能利，具有利水的作用，如利水渗湿药。

（7）涩：具有收敛、固涩的作用，与酸味药的作用相似，如固表止汗药、敛肺涩肠药等。

第三节　升降浮沉

速记歌诀

升降浮沉指药势，相对病势而言之。
确立依据同气味，药物功效概括出。
上行外散升浮药，解表透疹又散寒，
行气活血宣肺气，涌吐开窍升阳陷。
沉降下行向内敛，清热泻下利水湿，
降逆止呕又止咳，重镇平肝安心神，
收敛固涩诸效全，止汗止泻固下焦。
影响因素亦重要，升浮药多辛甘温，
沉降酸苦咸涩寒，质轻升浮重沉降。
升降浮沉炮制变，酒升姜散盐下行，
少随多变配伍药，升降在物亦在人。
因势利导同病位，调理气机逆病势。
病位在上用升浮，沉降用治下焦病，
病势下陷升浮药，病势上逆宜沉降。
临床病证若复杂，舍病位而逆病势。

速记要点

1. 升降浮沉的含义

升，即上升；降，即下降；浮，即发散；沉，即收敛。升降浮沉反映了药物作用的趋向性。

2. 升降浮沉的影响因素

（1）四气五味：味辛甘、性温热的药物，大多是升浮药；味苦酸咸、性寒凉的药物，大多是沉降药。

（2）质地轻重：质轻的药物大多为升浮药，如花、叶、皮等；质重者大多是沉降药，如种子、果实、矿物、贝壳。

（3）炮制：炮制可以改变药物的升降浮沉。如酒炒大黄可上行头目，清上焦火热。

（4）配伍：配伍可以改变药物的升降浮沉。如少量升浮药在多味沉降药中能随之下降。

3. 升降浮沉的作用

（1）升浮药，作用趋向多主上升、向外。具有解表透疹、升举阳气、涌吐、宣肺、暖肝散寒、行气活血、开窍醒神等作用。

（2）沉降药，作用趋向多主下行、向内。具有泻下通便、利尿消肿、降逆平喘、降气止呕、重镇安神、平肝潜阳、收敛固涩等作用。

4. 升降浮沉的临床意义

（1）逆病势，即调整脏腑气机的紊乱。病势上逆者，宜沉降；病势下陷者，宜升浮。

（2）同病位，即因势利导，祛邪外出。病位在上在表者，宜升浮；病位在下在里者，宜沉降。

第四节　归经

速记歌诀

作用部位是归经，作用趋向谓升降。
脏腑经络为基础，所治病证为依据。
临床治病用处多，辨证用药靠归经，
相似药物亦区分，脏腑传变先用药。

速记要点

1. 归经的含义

归经是指药物的作用部位。

2. 归经的形成

归经理论是以脏腑学说和经络学说为基础，以所治的病证为依据。

3. 归经的临床意义

掌握归经便于临床辨证用药，区分功效相似的药物，恰当用药可防止疾病脏腑传变。

第五节 中药的毒性

速记歌诀

毒性概念分古今，广义毒性内容广，
药物总称药偏性，毒副作用亦包括。
狭义毒性指毒副，中毒原因有五个。
量大伪品炮制错，制剂配伍不恰当。
防止中毒需牢记，应用毒药需谨慎。
以毒攻毒要安全，一旦中毒及时救。

速记要点

1. 毒性的含义

毒分为广义之“毒”和狭义之“毒”。

（1）广义之“毒”：①毒药是药物的总称。②毒性是药物的偏性。③毒性是药物毒副作用大小的标志。

（2）狭义之“毒”：指药物的毒性和副作用。

2. 引起中毒的原因

①剂量过大。②误服伪品。③炮制不当。④制剂服法不当。⑤配伍不当。

3. 认识毒性的临床意义

（1）在应用毒药时应控制药物的剂量，中病即止，不可过服；做好药品的真伪鉴别，防止伪品混用；严格规范毒药的炮制工艺；采用恰当的制剂形式给药；避免不恰当的配伍用药，以防止中毒。

（2）在保证用药安全的前提下，根据“以毒攻毒”的原则，可用某些毒药治疗疾病。

（3）掌握药物的毒性及中毒的临床表现，便于诊断中毒的原因，及时采取有效的抢救措施。

第五章　中药的配伍

速记歌诀

中药配伍有六种，增效减毒顾病情。
单行用药病情轻，不属配伍要牢记。
功效类同相须强，主辅搭配为相使。
相畏相杀减毒副，说法不同细分辨。
药效降低是相恶，相反同用毒副显。

速记要点

1. 中药的“七情”

前人将单味药的使用（单行）和六种配伍关系（相须、相使、相畏、相杀、相恶、相反）称中药的七情。

2. 各种配伍关系的含义

（1）相须：性能功效相似的两味中药配伍使用，能增强药物的功效。

（2）相使：性能功效相似或不同的药物配伍使用，以一种中药为主，另一种中药为辅，两药配伍可以兼顾病情，提高疗效。

（3）相畏：可联系半夏畏生姜来记忆。即（一种中药）半夏的毒性或副作用能被生姜（另一种中药）降低或消除。

（4）相杀：可联系生姜杀半夏来记忆。即（一种中药）生姜能够降低或消除半夏（另一种中药）的毒性或副作用。相畏与相杀是同一对中药的配伍，只是表达方式不同。

（5）相恶：可联系人参恶莱菔子来记忆。即（一种中药）莱菔子能使人参（另一种中药）的功效降低，甚至丧失。

（6）相反：两味中药合用能产生或增强剧烈的毒副作用。

第六章　中药的用药禁忌

第一节　配伍禁忌

1. 十八反

速记歌诀

本草明言十八反，半蒌贝蔹及攻乌，
藻戟遂芫俱战草，诸参辛芍叛藜芦。

速记要点

十八反是指甘草反甘遂、大戟、芫花、海藻；乌头（川乌、草乌、附子）反川贝母、浙贝母、瓜蒌、瓜蒌皮、瓜蒌子、天花粉、半夏、白及、白蔹；藜芦反人参、西洋参、党参、丹参、玄参、北沙参、南沙参、苦参、细辛、白芍、赤芍。

2. 十九畏

速记歌诀

硫黄原是火中精，朴硝一见便相争，
水银莫与砒霜见，狼毒最怕密陀僧，
巴豆性烈最为上，偏与牵牛不顺情，
丁香莫与郁金见，牙硝难合京三棱，
川乌草乌不顺犀，人参最怕五灵脂，
官桂善能调冷气，若逢石脂便相欺，
大凡修合看顺逆，炮爁炙煿莫相依。

速记要点

十九畏是指硫黄畏朴硝（芒硝），水银畏砒霜，巴豆畏牵牛，狼毒畏密陀僧，丁香畏郁金，牙硝（芒硝）畏三棱，川乌、草乌畏犀角，官桂（肉桂）畏赤石脂，人参畏五灵脂。

第二节　证候用药禁忌

速记歌诀

药物偏性有不同，寒热补泻升或降。
辨证用药需准确，药不对证病情重。

速记要点

每味中药的证候禁忌详见每味药的使用注意。

第三节　妊娠用药禁忌

速记歌诀

妊娠禁忌分禁慎，禁用药物毒性强。
作用峻猛及堕胎，活血行气慎用药。
攻下温里及滑利，用药禁忌需记清。

速记要点

根据药物对于胎元损害程度的不同，可分为禁用与慎用两大类。

1. 妊娠禁用药

妊娠禁用药是指毒性强、作用峻猛以及具有堕胎作用的中药，如川乌、牵牛子、水蛭、斑蝥、马钱子、麝香、三棱、莪术等。

2. 妊娠慎用药

妊娠慎用药包括活血药、行气药、攻下药、温里药及药性滑利的药物，如红花、桃仁、牛膝、枳实、大黄、附子、肉桂、木通、瞿麦等。

第四节　服药饮食禁忌

速记歌诀

服药期间有禁忌，辛辣生冷及油腻。
刺激食物亦少吃，具体禁忌辨病证。

速记要点

服药期间，一般忌食油腻、生冷、腥膻、有刺激性的食物。

第七章　中药的剂量与用法

第一节　中药的剂量

速记歌诀

中药剂量关疗效，毒峻药物控用量。
质轻味厚强量小，质重味薄弱量大。
主药单方汤量大，复方丸散辅量小。
年龄体质病情等，老幼弱轻慢量小。
三因制宜定剂量，夏忌辛热冬远寒。

速记要点

确定中药剂量大小的依据如下。

1. 药物的性质与剂量的关系

（1）毒性大或作用峻烈的药物：严格控制剂量，中病即止。

（2）花、叶、皮、枝等量轻质松及性味浓厚、作用较强的药物：用量小。

（3）矿物、介壳等质重沉坠及性味淡薄、作用温和的药物：用量大。

2. 配伍、剂型、用药目的与剂量的关系

（1）单方、主药，入汤剂：用量大。

（2）复方、辅药，入丸散：用量小。

3. 病情、性别、年龄、体质、职业、生活习惯与剂量的关系

（1）成人、壮年、体强，病情重、急、新：用量大。

（2）老人、小儿、体弱，病情轻、慢、久：用量小。

4. 季节、地区、居处环境与剂量的关系

（1）夏季发汗解表药及辛热药，冬季苦寒降火药：用量小。

（2）冬季发汗解表药及辛热药，夏季苦寒降火药：用量大。

第二节　中药的用法

速记歌诀

中药煎煮要注意，矿贝附乌需先煎。
芳香药物宜后下，大黄钩藤番泻叶。
粉末绒毛要包煎，蒲黄旋覆车前子。
贵重药物需另煎，胶类烊化后服用。
贵重量轻防散失，麝香羚角可冲服。
易溶于水多泡服，煎汤代水灶心土。

速记要点

1. 先煎

（1）质地坚硬的矿物、化石、介壳类药物，如生石膏、龙骨、牡蛎、磁石、代赭石、石决明、龟甲、鳖甲等。

（2）毒性大的药物，久煎可降低毒性，如附子、川乌、草乌等。

2. 后下

（1）气味芳香的药物，如青蒿、薄荷、豆蔻、砂仁等。

（2）久煎能破坏药效的药物，如钩藤、大黄等。

3. 包煎

（1）黏性强的药物，如车前子。

（2）粉末状、细小种子的药物，如滑石、蒲黄。

（3）药材表面带有绒毛的药物，如旋覆花、辛夷等。

4. 另煎

某些贵重药材应单独另炖，以更好地煎出有效成分，如人参、西洋参等。

5. 烊化

某些胶类药物及黏性大而易溶的药物，如阿胶、鹿角胶等。

6. 泡服

适用于某些有效成分易溶于水或久煎容易破坏药效的药物，如红花等。

7. 冲服

某些贵重药，用量较轻，为防止散失，应冲服，如麝香、羚羊角等。

8. 煎汤代水

为了防止与其他药物同煎而使煎液混浊，难于服用，如灶心土等。

第八章　解表药

◎ **性能特点**　辛散轻扬，主入肺、膀胱经。

◎ **功效**　发散表邪。

◎ **应用**　外感表证。

◎ **分类、作用与适应证**

（1）发散风寒药——发散风寒——风寒表证。

（2）发散风热药——疏散风热——风热表证，温病初起。

◎ **配伍用药**

（1）根据四时气候变化、外感六淫邪气的不同，相应地配伍祛暑、化湿、润燥药。

（2）若虚人外感，应选择益气、助阳、养阴、补血药配伍，以扶正祛邪。

（3）温病初起，邪在卫分，选用发散风热药物，配伍清热解毒药。

◎ **使用注意**

（1）不可过汗。

（2）不宜久煎。

（3）因人制宜：表虚自汗、阴虚盗汗以及疮疡日久、淋证、失血患者，应慎用解表药。

（4）因时制宜：春夏解表药用量宜轻；冬季解表药用量宜重。

（5）因地制宜：北方严寒地区用药宜重；南方炎热地区用药宜轻。

第一节　发散风寒药

麻　黄

速记歌诀

麻黄辛温宣肺气，解表利水止咳喘。

【速记要点】麻黄功能宣散透窍以发汗，宣畅肺气以平喘，宣通水道以利水。其功效重在“宣肺”，不能简单记忆为止咳平喘。

【功效】发汗解表，宣肺平喘，利水消肿。

【应用】①风寒表证。②胸闷喘咳。③风水水肿。

【用法用量】煎服，2 ~ 10g。发汗解表宜生用；蜜麻黄偏于止咳平喘；老人、小儿及体虚者宜用麻黄绒。

【使用注意】凡表虚自汗、阴虚盗汗及肺肾虚喘者均当忌用。高血压及失眠患者慎用，运动员禁用。

【趣味歌诀】麻黄发（发汗解表）宣（宣肺平喘）梨（利水消肿）。

【联想记忆】麻黄分发了一种叫宣梨的水果。

桂　　枝

速记歌诀

桂枝解肌温经脉，助阳化气平冲逆。

【速记要点】桂枝用治风寒感冒，不论表实无汗、表虚有汗还是阳虚受寒者，均可使用；性温散寒入血脉，用治血寒诸痛证；能温助脏腑阳气，恢复气化功能，用治痰饮、水肿、心悸、奔豚。

【功效】发汗解肌，温通经脉，助阳化气，平冲降逆。

【应用】①风寒表证。②脘腹冷痛、痛经经闭、关节痹痛等寒凝血滞诸痛证。③水肿、痰饮。④心悸、奔豚。

【用法用量】煎服，3 ~ 10g。

【使用注意】外感热病、阴虚火旺、血热妄行等证，均当忌用。孕妇及月经过多者慎用。

【趣味歌诀】桂枝解鸡（发汗解肌）瘟（温通经脉），

助杨（助阳化气）平冲泥（平冲降逆）。

【联想记忆】桂枝解除了鸡瘟的传染，又帮助一个叫杨平的人冲洗身上的污泥。

紫 苏 叶

速记歌诀

紫苏辛温解表寒，行气和胃消胀满。

【速记要点】紫苏叶外散风寒，内行气滞，善治风寒表证，兼脾胃气滞者。

【功效】解表散寒，行气和胃。

【应用】①风寒表证。②脾胃气滞，妊娠呕吐。③鱼蟹中毒。

【用法用量】煎服，5 ~ 10g，不宜久煎。

【趣味歌诀】紫苏叶散（解表散寒）气味（行气和胃）。

【联想记忆】紫苏叶散发芳香的气味。

生 姜

速记歌诀

生姜散寒止呕强，化痰止咳解鱼毒。

【速记要点】生姜解表作用较弱，宜于风寒感冒轻症；辛散温通，温胃散寒，止呕力强，故称“呕家圣药”。

【功效】解表散寒，温中止呕，化痰止咳，解鱼蟹毒。

【应用】①风寒表证。②胃寒呕吐。③脾胃寒证。④寒痰咳嗽。⑤鱼蟹中毒。

【用法用量】煎服，3 ~ 10g。

【使用注意】热盛及阴虚内热者忌服。

【趣味歌诀】生姜表姐（解表散寒）中欧（温中止呕）花坛（化痰止咳）蟹毒（解鱼蟹毒）。

【联想记忆】生姜的表姐在中欧花坛中蟹毒。

香　薷

速记歌诀

香薷发汗化湿浊，利水消肿似麻黄。

【速记要点】香薷功能发汗利水，似麻黄，能外散风寒，内化湿浊，用治夏天感受风寒兼脾胃湿困，故称“夏月解表之药”。

【功效】发汗解表，化湿和中，利水消肿。

【应用】①外感风寒，内伤暑湿，恶寒发热，头痛无汗，腹痛吐泻。②水肿，脚气浮肿，小便不利。

【用法用量】煎服，3 ~ 10g。用于发表，不宜久煎，量不宜过大；用于利水消肿，须浓煎，量宜稍大。

【使用注意】表虚有汗及暑热证当忌用。

【趣味歌诀】香薷发（发汗解表）湿（化湿和中）梨（利水消肿）。

【联想记忆】香薷分发了一种叫湿梨的水果。

荆　芥

速记歌诀

荆芥散风治表证，麻疹风疹疮疡起。

【速记要点】荆芥辛散微温，药性和缓，解表善祛风。外感表证，无论风寒、风热均可用之。其质轻透散，可祛风止痒，宣散疹毒，又能消疮。

【功效】解表散风，透疹消疮。

【应用】①外感表证。②麻疹不透，风疹瘙痒。③疮疡初起。

【用法用量】煎服，5 ~ 10g，不宜久煎。

【趣味歌诀】荆芥投针（透疹）缝（解表散风）小窗（消疮）。

【联想记忆】荆芥投送针线，用来缝补小窗户。

防　风

速记歌诀

防风祛风解表证，风湿风疹破伤风。

【速记要点】防风甘缓微温不峻烈，辛散解表善祛风，故外感风寒、风热、风湿表证均可使用。能祛风除湿以治风湿，祛风止痉以治破伤风。

【功效】祛风解表，胜湿止痛，止痉。

【应用】①外感表证。②风湿痹痛。③风疹瘙痒。④破伤风。

【用法用量】煎服，5 ~ 10g。

【使用注意】阴血亏虚及热盛动风者不宜使用。

【趣味歌诀】防风表示（祛风解表，胜湿）治痛（止痛）经（止痉）。

【联想记忆】防风表示他会治痛经。

羌　活

速记歌诀

羌活解表散寒强，风湿痹痛上半身。

【速记要点】羌活辛散祛风，味苦燥湿，性温散寒，善入足太阳膀胱经，故治上半身风湿痹痛，头项肩背受寒疼痛。

【功效】 解表散寒，祛风除湿，止痛。

【应用】 ①风寒表证，头痛项强。②风寒湿痹，肩背酸痛。

【用法用量】 煎服，3 ~ 10g。

【使用注意】 阴血亏虚者慎用。脾胃虚弱者不宜服。

【趣味歌诀】 羌活寒（解表散寒）风处湿（祛风除湿）痛（止痛）。

【联想记忆】 羌活上半身被寒风吹到的部位湿痛。

白 芷

速记歌诀

白芷解表止诸痛，通窍止带消脓肿。

【速记要点】 白芷外散风寒，芳香通窍，宜于风寒感冒，鼻塞流涕者，又可用治鼻渊等；辛散温通，长于止痛，善入足阳明胃经，故治阳明经头痛；辛香温燥，善除阳明经湿邪，能燥湿止带；散结消肿，用治疮疡。

【功效】 解表散寒，祛风止痛，宣通鼻窍，燥湿止带，消肿排脓。

【应用】①风寒表证。②头痛，眉棱骨痛，牙痛，风湿痹痛。③鼻鼽，鼻渊。④带下。⑤疮疡肿痛。

【用法用量】煎服，3 ~ 10g。

【使用注意】阴虚血热者忌服。

【趣味歌诀】白芷借（解表散寒）铜币（宣通鼻窍），早市（燥湿止带）去治（祛风止痛）脓肿（排脓消肿）。

【联想记忆】白芷借铜币，在早市买药去治脓肿。

细　辛

速记歌诀

细辛解表止诸痛，温肺化饮通鼻窍。

【速记要点】细辛解表、止痛、通窍，似白芷，可联系记忆。不同之处，细辛还能温肺化饮，须重点记忆。

【功效】解表散寒，祛风止痛，通窍，温肺化饮。

【应用】①风寒表证。②头痛，牙痛，风湿痹痛。③鼻鼽，鼻渊。④寒痰咳喘。

【用法用量】煎服，1 ~ 3g；散剂每次服 0.5 ~ 1g。外用适量。

【使用注意】气虚多汗、阴虚阳亢头痛、阴虚燥咳或肺热咳嗽者忌用。不宜与藜芦同用。

【趣味歌诀】细辛借（解表散寒）铜币（通鼻窍），去治（祛风止痛）废话瘾（温肺化饮）。

【联想记忆】细辛借铜币，去治说废话上瘾的毛病。

藁　本

速记歌诀

祛风散寒颠顶痛，风寒湿痹用藁本。

【速记要点】藁本辛温香燥，善达颠顶，以发散太阳经风寒湿邪见长，常治风寒颠顶疼痛。

【功效】祛风散寒，除湿止痛。

【应用】①风寒表证，颠顶疼痛。②风寒湿痹。

【用法用量】煎服，3 ~ 10g。

【使用注意】阴血亏虚、肝阳上亢、火热内盛之头痛者忌服。

【趣味歌诀】藁本风寒（祛风散寒）处湿痛（除湿止痛）。

【联想记忆】藁本在风寒处颠顶湿痛。

苍 耳 子

速记歌诀

散寒通窍苍耳子，风疹湿痹鼻流涕。

【速记要点】苍耳子味辛散风，苦燥湿浊，善通鼻窍以除鼻塞，是治鼻渊、鼻鼽之良药。其能祛风止痒以治风疹，亦能祛风除湿以治湿痹。

【功效】散风寒，通鼻窍，祛风湿，止痛。

【应用】①风寒感冒，头痛鼻塞。②鼻渊，鼻鼽，鼻塞流涕。③风疹瘙痒。④湿痹拘挛。

【用法用量】煎服，3 ~ 10g。

【使用注意】血虚头痛者不宜服用。过量服用易中毒。

【趣味歌诀】苍耳子曲风是指（祛风湿，止痛）散（散风寒）铜币（通鼻窍）。

【联想记忆】苍耳子的曲风是指散落一地的铜币。

辛 夷

速记歌诀

辛夷散寒通鼻窍，鼻渊要药宜包煎。

【速记要点】辛夷外散风寒，善通鼻窍，性上达，为治鼻渊、鼻鼽、鼻塞流涕之要药。

【功效】散风寒，通鼻窍。

【应用】①风寒感冒，头痛鼻塞。②鼻渊，鼻鼽，鼻塞流涕。

【用法用量】煎服，3 ~ 10g；宜包煎。

【使用注意】阴虚火旺者忌服。

【趣味歌诀】辛夷散（散风寒）铜币（通鼻窍）。

【联想记忆】辛夷散落一地的铜币。

葱　白

速记歌诀

葱白发汗散风寒，阴盛格阳通阳气。

【速记要点】葱白发汗作用较弱，适用于风寒感冒轻症；辛散温通，能温散寒凝，宣通阳气。

【功效】发汗解表，散寒通阳。

【应用】①风寒表证。②阴盛格阳。

【用法用量】煎服，3 ~ 10g。

【趣味歌诀】葱白表（发汗解表）扬（散寒通阳）。

【联想记忆】葱白受到了老师的表扬。

胡　荽

速记歌诀

辛散解表胡荽香，透疹开胃消食积。

【速记要点】胡荽辛香透散，可发散表邪，透疹外出；气味芳香，能悦脾开胃。

【功效】发表透疹，开胃消食。

【应用】①麻疹不透。②饮食不消，纳食不佳。

【用法用量】煎服，3 ~ 6g。

【使用注意】热毒壅盛而疹出不畅者不宜使用。

【趣味歌诀】胡荽偷（发表透疹）喂食（开胃消食）。

【联想记忆】胡荽偷偷给宠物喂食。

西　河　柳

速记歌诀

风疹麻疹西河柳，发表透疹除风湿。

【速记要点】西河柳辛散透发，功专透疹，主治各种疹出不畅。

【功效】发表透疹，祛风除湿。

【应用】①麻疹不透，风疹瘙痒。②风湿痹证。

【用法用量】煎服，3 ~ 6g。

【使用注意】麻疹已透者不宜使用。用量过大易致心烦、呕吐。

【趣味歌诀】西河柳曲风是（祛风除湿）投针表（透疹发表）。

【联想记忆】西河柳的曲风是投送针表。

第二节　发散风热药

薄　荷

速记歌诀

薄荷利咽清头目，疏肝透疹散风热。

【速记要点】薄荷味辛宣散，能解表透疹；质轻升浮，芳香通窍，功善疏散上焦风热，能清头目，利咽喉；辛散入肝，又能疏肝。

【功效】疏散风热，清利头目，利咽，透疹，疏肝行气。

【应用】①风热表证，温病初起。②风热上攻，头痛目赤，咽喉肿痛，口舌生疮。③麻疹不透，风疹瘙痒。④肝郁气滞，胸胁胀痛。

【用法用量】煎服，3 ~ 6g；宜后下。

【使用注意】体虚多汗者不宜使用。

【趣味歌诀】薄荷树缝（疏散风热）里头（清利头目），咽（利咽）真（透疹）干（疏肝）。

【联想记忆】薄荷藏在树缝里头，咽喉真的干痛。

牛 蒡 子

速记歌诀

牛蒡祛痰疏风热，利咽透疹解毒肿。

【速记要点】牛蒡子的三个功效疏风、利咽、透疹似薄荷，可联系记忆；还能清热解毒。

【功效】疏散风热，宣肺祛痰，利咽透疹，解毒消肿。

【应用】①风热表证，温病初起，咳嗽痰多。②麻疹不透，风疹瘙痒。③痈肿疮毒，咽喉肿痛，丹毒。

【用法用量】煎服，6 ~ 12g。

【使用注意】气虚便溏者慎用。

【趣味歌诀】牛蒡子树缝（疏散风热）里烟（利咽）头（透疹），毒（解毒消肿）肺（宣肺祛痰）。

【联想记忆】牛蒡子在树缝里发现烟头，会毒害肺脏。

蝉　蜕

速记歌诀

蝉蜕开音散风热，透疹退翳止痉挛。

【**速记要点**】蝉蜕的三个功效疏风、利咽、透疹似薄荷，可联系记忆；开音，疗音哑，善治火毒上攻所致声音嘶哑；能清肝明目而退翳，凉肝息风又止痉。

【**功效**】疏散风热，利咽开音，透疹，明目退翳，息风止痉。

【**应用**】①风热表证，温病初起，咽痛音哑。②麻疹不透，风疹瘙痒。③目赤翳障。④破伤风，惊风抽搐。

【**用法用量**】煎服，3 ~ 6g。

【**使用注意**】《名医别录》有“主妇人生子不下”的记载，故孕妇慎用。

【**趣味歌诀**】蝉蜕树缝（疏散风热）里烟（利咽）头（透疹），开音致敬（开音，息风止痉）木易（明目退翳）。

【**联想记忆**】蝉蜕在树缝里发现烟头，打开音乐，致敬一个叫木易的人。

桑　叶

速记歌诀

清肺润燥散风热，桑叶清肝平肝阳。

【速记要点】桑叶善入肺经，重在清肺热而润肺燥。其他功效似菊花，可联系记忆。

【功效】疏散风热，清肺润燥，平抑肝阳，清肝明目。

【应用】①风热表证，温病初起。②燥热咳嗽，肺热咳嗽。③肝阳上亢，头痛眩晕。④目赤肿痛。

【用法用量】煎服，5～10g。桑叶蜜炙能增强润肺止咳的作用。

【趣味歌诀】桑叶清肥皂（清肺润燥），清明（清肝明目）数（疏散风热）干羊（平抑肝阳）。

【联想记忆】桑叶清洗肥皂，清明数了若干羊。

菊　花

速记歌诀

菊花解毒疏风热，头晕目赤疮痈肿。

【速记要点】菊花性寒清热，善入肝经，重在平肝阳而清肝热，又能清热解毒。

【功效】疏散风热，平抑肝阳，清肝明目，清热解毒。

【应用】①风热表证，温病初起。②肝阳上亢，头痛眩晕。③目赤肿痛。④疮痈肿毒。

【用法用量】煎服，5 ~ 10g。

【趣味歌诀】菊花请姐（清热解毒）清明（清肝明目）数（疏散风热）干羊（平抑肝阳）。

【联想记忆】菊花请姐姐和清明数了若干羊。

蔓 荆 子

速记歌诀

疏散风热蔓荆子，目赤肿痛头晕眩。

【速记要点】蔓荆子辛散上行，微寒清热，偏于清利头目，疏散头面风热。

【功效】疏散风热，清利头目。

【应用】①风热表证头痛。②目赤肿痛，齿龈肿痛。③头晕目眩。

【用法用量】煎服，5 ~ 10g。

【趣味歌诀】蔓荆子树缝（疏散风热）里头（清利头目）。

【联想记忆】蔓荆子待在树缝里头。

柴　胡

速记歌诀

柴胡疏散退寒热，疏肝解郁升阳气。

【速记要点】柴胡解表善退热，无论寒热均可用，寒热往来少阳证。疏肝解郁是要药，升阳举陷同升麻。

【功效】疏散退热，疏肝解郁，升阳举陷。

【应用】①感冒发热，寒热往来。②肝郁气滞，月经不调，胸胁胀痛。③气虚下陷，胃下垂，肾下垂，久泻脱肛，子宫脱垂。

【用法用量】煎服，3 ~ 10g。疏散退热宜生用；疏肝解郁宜醋炙，升举阳气可生用或酒炙。

【使用注意】柴胡其性升散，古人有“柴胡劫肝阴”之说，阴虚阳亢，肝风内动，阴虚火旺及气机上逆者忌用或慎用。

【趣味歌诀】柴胡生阳县（升阳举陷），热（疏散退热）干鱼（疏肝解郁）。

【联想记忆】柴胡出生在阳县，爱吃热干鱼。

升 麻

速记歌诀

升麻解表又透疹，清热解毒升阳气。

【速记要点】升麻升阳同柴胡，清热解毒最难记，阳明热毒善清解，还有解表又透疹。

【功效】解表透疹，清热解毒，升阳举陷。

【应用】①风热表证。②麻疹不透。③口疮，齿痛，咽喉肿痛。④气虚下陷，胃下垂，肾下垂，久泻脱肛，子宫脱垂。

【用法用量】煎服，3 ~ 10g。发表透疹、清热解毒宜生用，升阳举陷宜蜜炙用。

【使用注意】麻疹已透、阴虚火旺，以及阴虚阳亢者均当忌用。

【趣味歌诀】升麻生阳县（升阳举陷），清洁（清热解毒）表（解表）针（透疹）。

【联想记忆】升麻出生在阳县，清洁钟表的指针。

葛 根

速记歌诀

葛根解肌生津液，透疹升阳通经酒。

【速记要点】葛根辛散发表以退热，长于缓解外邪闭阻，筋脉失养所致的项背强痛；能升发脾胃清阳，恢复脾升胃降，故能止泻；能生津以止渴，通经以降压，味甘解酒毒。

【功效】解肌退热，生津止渴，透疹，升阳止泻，通经活络，解酒毒。

【应用】①外感发热，项背强痛。②消渴，热病口渴。③麻疹不透。④热泻热痢，脾虚泄泻。⑤中风偏瘫，眩晕头痛，胸痹心痛。⑥酒毒伤中。

【用法用量】煎服，10 ~ 15g。升阳止泻宜煨用，其余宜生用。

【趣味歌诀】葛根解饥（解肌退热）渴（生津止渴），羊蝎（升阳止泻）投（透疹）酒（解酒毒）精（通经活络）。

【联想记忆】吃了葛根能缓解饥饿口渴，羊蝎投了些酒精。

淡 豆 豉

速记歌诀

解表除烦淡豆豉，热病烦躁配栀子。

【速记要点】淡豆豉透散表邪，宣热除烦，用治热病虚烦。

【功效】解表，除烦，宣发郁热。

【应用】①外感表证。②热病烦躁胸闷，虚烦失眠。

【用法用量】煎服，6 ~ 12g。

【趣味歌诀】淡豆豉表姐（解表）触犯（除烦）热鱼（开宣郁热）。

【联想记忆】淡豆豉的表姐触犯了养热带鱼的禁忌。

浮 萍

速记歌诀

宣肺解表利水肿，浮萍止痒麻风疹。

【速记要点】浮萍宣肺解表治风热，宣肺利水退水肿，辛散透疹治麻疹，祛风止痒消风疹。

【功效】宣散风热，透疹止痒，利尿消肿。

【应用】①风热表证。②麻疹不透。③风疹瘙痒。④水肿尿少。

【用法用量】煎服，3 ~ 9g。

【使用注意】表虚自汗者不宜使用。

【趣味歌诀】浮萍宣（宣散风热）扬（止痒）真（透

疹）理（利尿消肿）。

【联想记忆】浮萍宣传弘扬真理。

木　贼

速记歌诀

木贼明目退翳障，风热目赤肿痛泪。

【速记要点】木贼多用于风热上攻，目赤肿痛，少用于风热感冒。

【功效】疏散风热，明目退翳。

【应用】①风热目赤，肿痛流泪，目生翳膜。②出血证。

【用法用量】煎服，3 ~ 9g。

【趣味歌诀】木贼数（疏散风热）名医（明目退翳）。

【联想记忆】木贼数了数出诊的名医。

谷精草

速记歌诀

风热目赤谷精草，疏散风热止头痛。

【速记要点】谷精草质轻辛散，长于疏散头面风热。

【功效】疏散风热，明目退翳。

【应用】①风热目赤，肿痛羞明，目生翳膜。②风热头痛。

【用法用量】煎服，5 ~ 10g。

【使用注意】阴血亏虚之眼疾不宜用。

【趣味歌诀】谷精草数（疏散风热）名医（明目退翳）。

【联想记忆】谷精草数了数出诊的名医。

第九章　清热药

◎ **性能特点**　药性寒凉。

◎ **功效**　清热泻火、清热燥湿、清热解毒、清热凉血、清虚热。

◎ **应用**　里热证。

◎ **分类、作用与适应证**

（1）清热泻火药——清泄气分火热——气分实热证、脏腑火热证。

（2）清热燥湿药——清热燥湿——湿热证。

（3）清热解毒药——清热解毒——热毒证。

（4）清热凉血药——清热凉血——热入营血、血热出血。

（5）清虚热药——清退虚热——虚热证。

◎ **配伍用药**

（1）若里热兼有表证，宜先解表后清里，或与解表药同用，表里双解。

（2）若里热兼有积滞，宜配泻下药。

◎ **使用注意**

（1）药性大多寒凉，脾虚便溏者慎用。

（2）苦寒药物易化燥伤阴，热病伤阴或阴虚津亏者慎用。

（3）禁用于阴盛格阳或真寒假热证。

第一节　清热泻火药

石　膏

速记歌诀

生用清热除烦渴，煅用收湿敛疮血。

【速记要点】石膏的功效应用要分生用和煅用的不同。生石膏辛甘大寒，清泻肺胃二经气分实热，用治肺胃实热证。煅石膏外用收湿敛疮。

【功效】生用：清热泻火，除烦止渴；煅用：收湿，生肌，敛疮，止血。

【应用】①外感温病，高热烦渴。②肺热喘咳。③胃火亢盛，消渴，头痛牙痛。④溃疡不敛，湿疹瘙痒，外伤出血，水火烫伤。

【用法用量】生石膏煎服，15 ~ 60g，宜打碎先煎。煅石膏外用适量，研末撒敷患处。

【使用注意】脾胃虚寒及阴虚内热者忌用。

【趣味歌诀】生石膏清（清热泻火）除繁殖（除烦止渴）。

【联想记忆】生石膏清除大量繁殖的水草。

【趣味歌诀】煅石膏收拾床（收湿，敛疮），只学（止血）生计（生肌）。

【联想记忆】煅石膏收拾床铺，只学习技术以维持生计。

寒 水 石

速记歌诀

清热泻火寒水石。

【速记要点】寒水石入心胃经，能清泄心胃二经的实火。

【功效】清热泻火。

【应用】①热病烦渴，癫狂。②口舌生疮，热毒疮痈，烧烫伤。

【用法用量】煎服，9 ~ 15g。打碎先煎。

【使用注意】脾胃虚寒者慎用。

【趣味歌诀】寒水石惹祸（清热泻火）。

【联想记忆】寒水石招惹了祸事。

知　母

速记歌诀

知母清热又滋阴，实热虚热肺胃肾。

【速记要点】知母味苦性寒以清实热，用治肺胃实热证；甘寒质润以清虚热，用治肺胃肾虚热证。

【功效】清热泻火，滋阴润燥。

【应用】①外感热病，高热烦渴。②肺热咳喘，阴虚燥咳。③内热消渴。④骨蒸潮热。⑤阴虚肠燥便秘。

【用法用量】煎服，6～12g。滋阴降火宜盐水炙用，清热泻火宜生用。

【使用注意】脾虚便溏者慎用。

【趣味歌诀】噪音（润燥滋阴）之母（知母）火热（泻火清热）。

【联想记忆】噪音产生的原因（之母）是火热。

芦　根

速记歌诀

芦根清热生津液，肺痈呕逆热淋涩。

【速记要点】芦根味甘性寒，入肺经，善于清泻肺热，祛痰排脓；入胃经，能清胃热而止呕，又能生津止渴。

【功效】清热泻火，生津止渴，除烦，止呕，利尿。

【应用】①热病烦渴。②肺热咳喘，肺痈吐脓。③胃热呕逆。④热淋涩痛。

【用法用量】煎服，15 ~ 30g。

【使用注意】脾胃虚寒者慎用。

【趣味歌诀】芦根轻（清热泻火）声禁止（生津止渴），除（除烦）土（止吐）里水（利水）。

【联想记忆】芦根轻声禁止去除土里的水。

天　花　粉

速记歌诀

清热生津天花粉，消渴燥咳疮疡肿。

【速记要点】天花粉甘苦微寒，既能清肺胃二经实热，又能生津止渴，消肿排脓。

【功效】清热泻火，生津止渴，消肿排脓。

【应用】①热病烦渴。②内热消渴。③肺热燥咳。④疮疡肿毒。

【用法用量】煎服，10 ~ 15g。

【使用注意】孕妇慎用。不宜与川乌、草乌、附子同用。

【趣味歌诀】天花粉轻（清热泻火）声禁止（生津止渴）小牌（消肿排脓）。

【联想记忆】天花粉轻声禁止玩小牌。

竹 叶

速记歌诀

竹叶功似淡竹叶，清热生津利小便。

【速记要点】竹叶甘寒，善入心经，上能清心火，下能利小便。

【功效】清热泻火，除烦，生津，利尿。

【应用】①热病烦渴。②口舌生疮，小便短赤。

【用法用量】煎服，6 ~ 15g。

【使用注意】骨蒸潮热、阴虚火旺者不宜使用。

【趣味歌诀】竹叶轻（清热泻火）声禁止（生津止渴）除饭（除烦）里水（利水）。

【联想记忆】竹叶轻声禁止去除饭里的水。

淡竹叶

速记歌诀

清热泻火淡竹叶，除烦止渴利小便。

【速记要点】淡竹叶与竹叶相似，上清心火，下利小便。

【功效】清热泻火，除烦止渴，利尿通淋。

【应用】①热病烦渴。②口舌生疮，小便短赤涩痛。

【用法用量】煎服，6 ~ 10g。

【使用注意】骨蒸潮热、阴虚火旺者不宜使用。

【趣味歌诀】淡竹叶请（清热泻火）指（止渴）出饭（除烦）里水（利水）。

【联想记忆】淡竹叶请指出米饭里的水在哪儿。

鸭跖草

速记歌诀

泻火解毒鸭跖草，热病咽痛水肿淋。

【速记要点】鸭跖草既能清热泻火，又能解毒利咽，还能利尿以清泄湿热。

【功效】清热泻火，解毒，利水消肿。

【应用】①风热表证，热病烦渴。②痈肿疔毒，咽喉肿痛。③水肿尿少，热淋涩痛。

【用法用量】煎服，15 ~ 30g。

【使用注意】脾胃虚弱者慎用。

【趣味歌诀】鸭跖草请谢姐（清热泻火解毒）水中（利水消肿）。

【联想记忆】鸭跖草请谢姐站在水中。

栀　子

速记歌诀

栀子泻火解热毒，利湿凉血清三焦。

【速记要点】栀子味苦性寒，能清泻三焦热邪，用治热毒疮疡；苦能燥湿，善于清利下焦湿热，用治湿热黄疸、淋证；性寒入血，清热凉血以止血，用治血热出血。

【功效】泻火除烦，清热利湿，凉血解毒，外用消肿止痛。

【应用】①热病烦闷。②目赤肿痛。③湿热黄疸。④淋证涩痛。⑤热毒疮疡。⑥血热吐衄。⑦扭挫伤痛。

【用法用量】煎服，6 ~ 10g。

【使用注意】脾虚便溏者慎用。

【趣味歌诀】栀子请姐读（清热解毒）历史（利湿），两学（凉血）校中（消肿止痛）卸货（泻火除烦）。

【联想记忆】栀子请姐姐读历史，在两个学校中卸货。

夏 枯 草

速记歌诀

清肝明目夏枯草，瘰疬乳痈散结肿。

【速记要点】夏枯草味苦性寒，专入肝经，善清肝火而明目；辛以散结，苦以泄热，能清肝火，散郁结。

【功效】清肝泻火，明目，散结消肿。

【应用】①目赤肿痛，目珠夜痛，肝火头痛眩晕。②瘰疬，瘿瘤。③乳痈，乳癖。

【用法用量】煎服，9 ~ 15g。

【使用注意】脾胃虚弱者慎用。

【趣味歌诀】夏枯草请干活（清肝火明目），三姐笑（散结消肿）。

【联想记忆】夏枯草请人干活，三姐笑了。

决　明　子

速记歌诀

清热明目决明子，头痛眩晕肠燥秘。

【速记要点】决明子苦寒清泄，主入肝经，善清肝明目；质润滑利，能润肠通便。

【功效】清热明目，润肠通便。

【应用】①目赤涩痛，羞明多泪。②头痛眩晕。③肠燥便秘。

【用法用量】煎服，9 ~ 15g。用于润肠通便，不宜久煎。

【使用注意】气虚便溏者不宜用。

【趣味歌诀】决明子请干（清肝明目）唱（润肠通便）。

【联想记忆】决明子请干唱，没有伴奏。

密　蒙　花

速记歌诀

清肝明目密蒙花，目赤肿痛生翳障。

【速记要点】密蒙花甘寒，入肝经，能清肝火，养肝阴而明目。

【功效】清热泻火，养肝明目，退翳。

【应用】①目赤肿痛，目生翳膜。②目暗不明，视物昏花。

【用法用量】煎服，3 ~ 9g。

【趣味歌诀】密蒙花请（清热泻火）洋（养肝）名医（明目，退翳）。

【联想记忆】密蒙花聘请留洋回来的名医。

青 葙 子

速记歌诀

清肝明目青葙子，目赤翳障头晕眩。

【速记要点】青葙子苦寒清降，功专清肝明目。

【功效】清肝泻火，明目退翳。

【应用】①肝热目赤，目生翳膜。②肝火眩晕。

【用法用量】煎服，9 ~ 15g。

【使用注意】青光眼患者禁用。

【趣味歌诀】青葙子请（清肝泻火）名医（明目退翳）。

【联想记忆】青葙子聘请了名医。

第二节 清热燥湿药

黄芩

速记歌诀

黄芩解毒祛湿热，止血安胎清肺热。

【速记要点】黄芩苦寒，善清中上焦湿热；主入肺经，善清肺热，为治肺热咳嗽之要药；有清热安胎的作用；炒炭能止血。

【功效】清热燥湿，泻火解毒，止血，安胎。

【应用】①湿温暑湿，湿热黄疸、泻痢。②肺热咳嗽，高热烦渴。③疮痈肿毒。④血热出血。⑤胎热胎动不安。

【用法用量】煎服，3～10g。清热泻火、解毒宜生用，清上焦热酒炙用，安胎多炒用，止血宜炒炭。

【使用注意】脾胃虚寒者不宜使用。

【趣味歌诀】黄芩火毒（泻火解毒）清早市（清热燥湿），只学（止血）泰安（胎安）。

【联想记忆】黄芩火毒清理早市，只学习泰安的管理方法。

黄　连

速记歌诀

黄连苦寒入中焦，燥湿解毒泻心胃。

【**速记要点**】黄连大苦大寒，清热燥湿之力胜黄芩，善清中焦脾胃、大肠湿热，为治痢疾要药，也善清心火与胃热；又能清热解毒，善疗疔毒。

【**功效**】清热燥湿，泻火解毒。

【**应用**】①湿热泻痢，呕吐。②高热神昏，心火亢盛，心烦失眠。③胃热呕吐、消渴，胃火牙痛。④疮痈疔毒，目赤肿痛，口舌生疮。⑤血热吐衄。⑥湿疹湿疮，耳道流脓。

【**用法用量**】煎服，2 ~ 5g。酒黄连善清上焦火热；姜黄连善清胃和胃止呕；萸黄连善疏肝和胃止呕。

【**使用注意**】苦寒易伤脾胃，脾胃虚寒证忌用。苦燥易伤阴津，阴虚津伤者慎用。

【**趣味歌诀**】黄连火毒（泻火解毒）清早市（清热燥湿）。

【**联想记忆**】黄连火毒清理早市。

黄　柏

速记歌诀

黄柏燥湿入下焦，骨蒸泻痢湿疹疮。

【速记要点】黄柏苦寒沉降，善清下焦湿热；主入肾经，善泻相火，退骨蒸。

【功效】清热燥湿，泻火解毒，除骨蒸。

【应用】①湿热泻痢，黄疸，带下，热淋涩痛，脚气。②骨蒸劳热，盗汗。③湿疹湿疮，疮疡肿毒。

【用法用量】煎服，3～12g。滋阴降火宜盐炙用，止血多炒炭用，其余宜生用。

【趣味歌诀】黄柏火毒（泻火解毒）清早市（清热燥湿），除故障（除骨蒸）。

【联想记忆】黄柏火毒清理早市，消除故障。

龙　胆

速记歌诀

龙胆苦寒清肝胆，湿热黄疸目赤肿。

【速记要点】龙胆苦寒沉降，善清下焦肝胆湿热；主入肝经，善泻肝胆实火。

【功效】清热燥湿，泻肝胆火。

【应用】①湿热黄疸，带下，阴肿阴痒，湿疹瘙痒。②肝火头痛，目赤肿痛，耳鸣耳聋，胁痛口苦，惊风抽搐。

【用法用量】煎服，3～6g。

【使用注意】脾胃虚寒者忌用，阴虚津伤者慎用。

【趣味歌诀】龙胆清早市（清热燥湿）请干活（清肝火）。

【联想记忆】龙胆清早市，请人干活。

秦　皮

速记歌诀

秦皮燥湿性收涩，泻痢带下目赤肿。

【速记要点】秦皮苦寒兼涩性，清热燥湿以治本，止泻止带以治标，清泻肝火以明目。

【功效】清热燥湿，收涩止痢，止带，明目。

【应用】①湿热泻痢，带下。②目赤肿痛，目生翳障。

【用法用量】煎服，6～12g。

【使用注意】脾胃虚寒者忌用。

【趣味歌诀】秦皮请明目（清热明目）早市（燥湿）收（收涩）鞋（止泻）带（止带）。

【联想记忆】秦皮请一个叫明目的人早市收集鞋带。

苦 参

速记歌诀

苦参杀虫利湿热，泻痢黄疸疥癣疮。

【速记要点】苦参既能清热燥湿，又能利尿，使湿热之邪外出，用治多种湿热证；能杀虫止痒，为治皮肤病之要药。

【功效】清热燥湿，杀虫止痒，利尿。

【应用】①湿热泻痢，黄疸，赤白带下。②湿疹湿疮，疥癣麻风。③湿热淋证。

【用法用量】煎服，4.5 ~ 9g。

【使用注意】阴虚津伤及脾胃虚寒者忌用或慎用。不宜与藜芦同用。

【趣味歌诀】苦参早市（燥湿）请热（清热）水（利水）杀羊（杀虫止痒）。

【联想记忆】苦参早市请人用热水杀羊。

白 鲜 皮

速记歌诀

清热燥湿白鲜皮，黄疸风湿疥癣疮。

【速记要点】白鲜皮有燥湿、解毒、祛风止痒之功，善治各种皮肤湿热疮毒，疥癣。

【功效】清热燥湿，祛风解毒。

【应用】①湿热疮毒，湿疹，风疹，疥癣。②湿热黄疸，风湿热痹。

【用法用量】煎服，5 ~ 10g。

【使用注意】脾胃虚寒者慎用。

【趣味歌诀】白鲜皮清早市（清热燥湿）去解毒（祛风解毒）。

【联想记忆】白鲜皮清早市去买药解毒。

扫码查看未收录中药

第三节 清热解毒药

金 银 花

速记歌诀

表里双清金银花，热毒疮痈散风热。

【速记要点】金银花味甘性寒，能清热解毒，为治热毒疮痈之要药；质轻透散，配伍连翘，外散风热，内解热毒，用治外感风热，温病初起。

【功效】清热解毒，疏散风热。

【应用】①痈肿疔疮。②风热表证，温病发热。③热毒血痢。

【用法用量】煎服，6 ~ 15g。炒炭宜用于热毒血痢；露剂多用于暑热烦渴。

【使用注意】脾胃虚寒及气虚疮疡脓清者忌用。

【趣味歌诀】金银花树缝（疏散风热）清洁毒（清热解毒）。

【联想记忆】金银花在树缝里清洁消毒。

连　翘

速记歌诀

疮家圣药是连翘，疏表解毒消结肿。

【速记要点】连翘功似金银花，解表解毒治温病；疮家圣药消痈疽，上清心火下利尿。

【功效】清热解毒，消肿散结，疏散风热。

【应用】①痈疽，瘰疬，乳痈。②风热表证，温病初起；热入营血、高热神昏。③热淋涩痛。

【用法用量】煎服，6 ~ 15g。

【使用注意】脾胃虚寒及气虚脓清者不宜用。

【趣味歌诀】连翘树缝（疏散风热）请姐（清热解毒）小总结（消肿散结）。

【联想记忆】连翘在树缝里请姐姐小阶段总结了一下。

穿 心 莲

速记歌诀

解毒凉血穿心莲，热淋泻痢湿疹痒。

【速记要点】穿心莲既能清热解毒，又能凉血消痈，用治各种热毒痈肿、咽痛口疮。

【功效】清热解毒，凉血，消肿，燥湿。

【应用】①风热表证，温病初起。②口舌生疮，咽喉肿痛。③肺热咳喘，肺痈吐脓。④痈肿疮疡。⑤湿热泻痢，热淋涩痛，湿疹瘙痒。

【用法用量】煎服，6 ~ 9g。多作丸、片剂服用。

【使用注意】不宜多服久服；脾胃虚寒者不宜用。

【趣味歌诀】穿心莲早时（燥湿）学校中（凉血，消肿）清洁毒（清热解毒）。

【联想记忆】穿心莲清早时去学校中清洁消毒。

大 青 叶

速记歌诀

瘟疫时毒大青叶，凉血消斑心胃火。

【速记要点】大青叶苦寒，既能清心胃实火，又善解瘟疫时毒。

【功效】清热解毒，凉血消斑。

【应用】①温病高热，神昏发斑。②痄腮，口疮，喉痹，丹毒。

【用法用量】煎服，9 ~ 15g。

【使用注意】脾胃虚寒者忌用。

【趣味歌诀】请姐（清热解毒）凉拌（凉血消斑）大青叶。

【联想记忆】请姐姐凉拌大青叶。

板 蓝 根

速记歌诀

清热解毒板蓝根，凉血利咽消瘟毒。

【速记要点】板蓝根有类似大青叶的清热解毒之功，以解毒、利咽、散结见长。

【功效】清热解毒，凉血，利咽。

【应用】①瘟疫时毒，发热咽痛。②温毒发斑，丹毒，痄腮，大头瘟疫。

【用法用量】煎服，9 ~ 15g。

【使用注意】脾胃虚寒者慎用，体虚而无实火热毒者忌服。

【趣味歌诀】板蓝根清洁（清热解毒）雪（凉血）燕（利咽）。

【联想记忆】板蓝根清洁雪燕的灰尘。

青　黛

速记歌诀

青黛功似大青叶，肝火犯肺孩惊痫。

【速记要点】青黛与大青叶相似，能清热解毒，凉血消斑。青黛长于清泻肝经实热，可息风定惊止痉，用治小儿惊痫。

【功效】清热解毒，凉血消斑，泻火定惊。

【应用】①温毒发斑，血热吐衄。②肝火犯肺，咳嗽胸痛，痰中带血。③喉痹口疮，痄腮疮疡。④小儿惊痫。

【用法用量】宜入丸散用，1 ~ 3g。

【使用注意】胃寒者慎用。

【趣味歌诀】青黛请姐（清热解毒）凉拌（凉血消斑）蟹晶（泻火定惊）。

【联想记忆】青黛请姐姐凉拌螃蟹，看水晶。

贯众

速记歌诀

时疫虫积贯众毒，炒炭止血忌油腻。

【速记要点】贯众味苦性寒，善解时疫之毒，用治温热毒邪、痄腮肿毒；炒炭有收涩止血之功，用治血热出血；有小毒，故能杀虫。

【功效】清热解毒，驱虫，止血。

【应用】①时疫感冒，温毒发斑，风热头痛。②疮疡肿毒，痄腮。③崩漏下血。④虫积腹痛。

【用法用量】煎服，4.5 ~ 9g。止血宜炒炭用，清热解毒、驱虫宜生用。

【使用注意】脾胃虚寒者及孕妇慎用。有小毒，用量不宜过大。服用时忌油腻。

【趣味歌诀】贯众重学（驱虫，止血）清洁毒（清热解毒）。

【联想记忆】贯众重新学习清洁消毒。

蒲 公 英

速记歌诀

公英解毒散结肿，乳痈要药利湿淋。

【速记要点】蒲公英苦寒，善清热消痈，可用治内外热毒疮痈，为治乳痈之要药。

【功效】清热解毒，散结消肿，利湿通淋。

【应用】①疮痈肿毒，乳痈，肺痈，肠痈。②热淋涩痛，湿热黄疸。

【用法用量】煎服，10 ~ 15g。

【使用注意】用量过大可致缓泻。

【趣味歌诀】蒲公英请姐（清热解毒）总结（消肿散结）历史（利湿通淋）。

【联想记忆】蒲公英请姐姐总结历史的考点。

紫花地丁

速记歌诀

紫花地丁疗疔毒，凉血消肿解热毒。

【速记要点】紫花地丁苦泄辛散，为治血热壅滞、痈肿疮毒的常用药，尤善治疔毒。

【功效】清热解毒，凉血消肿。

【应用】①疔疮肿毒，痈疽发背，肠痈，乳痈。②蛇虫咬伤。

【用法用量】煎服，15 ~ 30g。

【使用注意】体质虚寒者忌服。

【趣味歌诀】紫花地丁请姐（清热解毒）学校种（凉血消肿）。

【联想记忆】学校请姐姐种了很多紫花地丁。

野菊花

速记歌诀

解毒消痈野菊花，肝火目赤头痛晕。

【速记要点】野菊花辛散苦降，功能清热泻火、解毒消肿，为治外科疔痈之良药。

【功效】清热解毒，泻火平肝。

【应用】①疔疮痈肿，咽喉肿痛。②头痛眩晕，目赤肿痛。

【用法用量】煎服，9 ~ 15g。

【趣味歌诀】野菊花干活（平肝泻火）清洁毒（清热解毒）。

【联想记忆】野菊花干活，清洁消毒。

重　楼

速记歌诀

重楼解毒消痈肿，惊风抽搐跌打伤。

【速记要点】重楼苦寒，善清热毒，为治痈肿疔毒的常用药；能化瘀消肿，用治跌打损伤；能凉肝息风，以治惊风。

【功效】清热解毒，消肿止痛，凉肝定惊。

【应用】①疔疮痈肿，咽喉肿痛。②跌仆伤痛。③惊风抽搐。

【用法用量】煎服，3 ~ 9g。

【使用注意】孕妇、体虚、无实火热毒者及患阴证疮疡者均不宜服用。

【趣味歌诀】重楼清洁（清热解毒）两绀钉（凉肝定惊），小中指痛（消肿止痛）。

【联想记忆】重楼清洁了两绀铁钉后，小指和中指痛。

拳 参

速记歌诀

拳参消肿解热毒，止泻止血定惊风。

【速记要点】拳参清热解毒以消散肿结；苦寒入肝经，能息风定惊；能凉血止血，用治血热出血。

【功效】清热解毒，消肿，息风定惊，止血。

【应用】①痈肿瘰疬，口舌生疮。②热病神昏，惊痫抽搐。③热泻热痢。④血热出血。⑤肺热咳嗽。

【用法用量】煎服，5 ~ 10g。

【使用注意】无实火热毒者不宜使用。

【趣味歌诀】拳参清洁（清热解毒）雪中（止血，消肿）风镜（息风定惊）。

【联想记忆】拳参清洁雪中落满积雪的风镜。

漏　芦

速记歌诀

漏芦消痈解热毒，通经下乳舒筋脉。

【**速记要点**】漏芦功能清热解毒，消肿散结，又能通经下乳，为治乳痈之良药。

【**功效**】清热解毒，消痈散结，通经下乳，舒筋通脉。

【**应用**】①乳痈肿痛，瘰疬疮毒。②乳汁不通。③湿痹拘挛。

【**用法用量**】煎服，5 ~ 9g。

【**使用注意**】孕妇慎用。

【**趣味歌诀**】漏芦用伞（消痈散结）清洁（清热解毒）经（通经下乳）书（舒筋通脉）。

【**联想记忆**】漏芦用雨伞清洁经书的灰尘。

土茯苓

速记歌诀

解毒除湿土茯苓，梅毒湿淋疥癣痈。

【**速记要点**】土茯苓为治梅毒要药；甘淡渗利，解毒利湿，用治湿热病证；能消肿散结，用治痈肿。

【功效】解毒，除湿，通利关节。

【应用】①梅毒及汞中毒所致的肢体拘挛、疼痛。②淋浊带下，湿疹疥癣。③痈肿，瘰疬。

【用法用量】煎服，15 ~ 60g。

【使用注意】肝肾阴虚者慎服。服药时忌饮茶。

【趣味歌诀】土茯苓解释（解毒除湿）关节痛（关节通利）。

【联想记忆】土茯苓解释关节痛的原因。

鱼 腥 草

速记歌诀

肺痈咳喘鱼腥草，消痈排脓除热淋。

【速记要点】鱼腥草能解毒消痈，用治痈肿疮毒；主入肺经，善清肺热，为治肺痈要药。

【功效】清热解毒，消痈排脓，利湿通淋。

【应用】①肺痈吐脓，痰热咳喘。②痈肿疮毒。③热淋，热痢。

【用法用量】煎服，15 ~ 25g，不宜久煎。

【使用注意】虚寒证及阴性疮疡者忌服。

【趣味歌诀】鱼腥草李林（利湿通淋）清洁（清热解

毒）小牌（消痈排脓）。

【联想记忆】鱼腥草和李林清洁小木牌。

金 荞 麦

速记歌诀

清热解毒金荞麦，肺痈咳喘瘰疬疮。

【速记要点】金荞麦性寒入肺经，能清肺排脓，善治肺痈。

【功效】清热解毒，祛瘀排脓。

【应用】①肺热咳喘，肺痈吐脓。②瘰疬疮痈，乳蛾肿痛。

【用法用量】煎服，15 ~ 45g，用水或黄酒密闭炖服。

【趣味歌诀】金荞麦请姐（清热解毒）弄鱼（排脓祛瘀）。

【联想记忆】金荞麦请姐姐弄酸菜鱼吃。

大 血 藤

速记歌诀

肠痈跌仆大血藤，解毒活血祛风痛。

【速记要点】 大血藤长于解毒消痈，主归大肠经，善散肠中瘀滞，为治肠痈要药；能活血止痛，用治瘀血疼痛。

【功效】 清热解毒，活血，祛风止痛。

【应用】 ①肠痈腹痛，热毒疮疡。②血滞痛经经闭，跌仆伤痛。③风湿痹痛。

【用法用量】 煎服，9 ~ 15g。

【使用注意】 孕妇慎用。

【趣味歌诀】 大血藤请姐（清热解毒）学（活血）治痛风（止痛祛风）。

【联想记忆】 大血藤请姐姐学治痛风。

败　酱　草

速记歌诀

解毒消痈败酱草，祛瘀排脓肠痈痛。

【速记要点】 败酱草既能清热解毒，又能活血排脓，为治肠痈腹痛之要药。

【功效】 清热解毒，消痈排脓，祛瘀止痛。

【应用】 ①肠痈肺痈，疮痈肿毒。②产后瘀阻腹痛。

【用法用量】 煎服，6 ~ 15g。

【使用注意】脾胃虚弱者不宜服用。

【趣味歌诀】败酱草用（消痈排脓）鱼桶（祛瘀止痛）清洁毒（清热解毒）。

【联想记忆】败酱草用鱼桶清洁消毒。

射　干

速记歌诀

射干解毒善利咽，痰涎咳喘咽喉肿。

【速记要点】射干苦寒降泄，入肺经，能清泻肺火，为治热毒痰火郁结所致咽喉肿痛之要药；能祛痰止咳，用治痰多咳喘。

【功效】清热解毒，消痰，利咽。

【应用】①热毒痰火，咽喉肿痛。②痰涎壅盛，咳嗽气喘。

【用法用量】煎服，3 ～ 10g。

【使用注意】孕妇慎用。脾虚便溏者不宜使用。

【趣味歌诀】射干谈（消痰）戒毒（清热解毒）烟（利咽）。

【联想记忆】射干谈戒掉毒烟的经历。

山　豆　根

速记歌诀

解毒利咽山豆根，乳蛾喉痹咽喉肿。

【速记要点】山豆根苦寒，善清肺热，解热毒，用治咽喉肿痛的常用药。

【功效】清热解毒，消肿利咽。

【应用】①火毒蕴结，咽喉肿痛，乳蛾喉痹。②口舌生疮，齿龈肿痛。

【用法用量】煎服，3 ~ 6g。

【使用注意】本品有毒，用量不宜过大。脾胃虚寒者慎用。

【趣味歌诀】山豆根戒毒（清热解毒）烟（利咽消肿）。

【联想记忆】山豆根戒掉了吸毒烟的坏习惯。

马　　勃

速记歌诀

马勃清肺利咽喉，咽痛音哑吐衄血。

【速记要点】马勃既能散风热，又能清肺火，热毒、风热或虚火上炎所致咽喉肿痛均可使用。

【功效】清肺，解毒利咽，止血。

【应用】①风热郁肺，音哑咽痛，咳嗽。②衄血，外伤出血。

【用法用量】煎服，2 ~ 6g。

【使用注意】风寒袭肺之失音、咳嗽者不宜使用。

【趣味歌诀】马勃请飞（清肺）雪（止血）戒毒烟（解毒利咽）。

【联想记忆】马勃请飞雪帮忙戒掉毒烟。

白头翁

速记歌诀

热毒血痢白头翁，阴痒带下解热毒。

【速记要点】白头翁苦寒，入胃、大肠经，善清胃肠湿热及血分热毒，为治热毒血痢之良药。

【功效】清热解毒，凉血止痢。

【应用】①热毒血痢。②带下阴痒。

【用法用量】煎服，9 ~ 15g。

【使用注意】虚寒泻痢者忌服。

【趣味歌诀】白头翁请姐（清热解毒）学直立（凉血止痢）。

【联想记忆】白头翁请姐学习直立行走。

白花蛇舌草

速记歌诀

清热解毒蛇舌草，热淋黄疸癌肿痛。

【速记要点】白花蛇舌草苦寒，有清热解毒消肿之功，广泛用治各种癌症。

【功效】清热解毒，利湿通淋。

【应用】①痈肿疮毒，咽喉肿痛，蛇虫咬伤。②热淋涩痛。

【用法用量】煎服，15 ~ 60g。

【使用注意】脾胃虚寒证及阴疽忌用。

【趣味歌诀】蛇舌草清洁（清热解毒）李林（利湿通淋）。

【联想记忆】蛇舌草和李林一起清洁消毒。

熊　胆　粉

速记歌诀

清热定惊熊胆粉，疮肿惊痫目赤翳。

【速记要点】熊胆粉苦寒，清热解毒力强，常用治热毒蕴结之疮痈；有较好的清肝凉心、息风止痉功效，用治高热惊痫；善清肝明目退翳，用治肝热目赤。

【功效】清热解毒，息风止痉，清肝明目。

【应用】①热毒疮痈，咽喉肿痛。②热极生风，惊痫抽搐。③目赤肿痛，目生翳障。

【用法用量】内服，0.25 ~ 0.5g，入丸、散剂。

【使用注意】脾胃虚寒者忌用。

【趣味歌诀】熊胆粉清明（清肝明目）清洁（清热解毒）风镜（息风止痉）。

【联想记忆】熊胆粉清明节放假时清洁风镜。

第四节　清热凉血药

生　地　黄

速记歌诀

清热凉血生地黄，血热虚热均可治。

【速记要点】生地甘寒心肝肾，清热凉血除温毒，凉血止血治出血，养阴生津退虚热。

【功效】清热凉血，养阴生津。

【应用】①热入营血，温毒发斑。②血热出血。③热病伤阴，内热消渴。④骨蒸劳热，阴虚发热。⑤津伤便秘。

【用法用量】煎服，10 ~ 15g。

【使用注意】脾虚湿滞者不宜使用。

【趣味歌诀】生地热血（清热凉血）声音（生津养阴）。

【联想记忆】生地发出让人热血沸腾的声音。

玄　参

速记歌诀

玄参凉血滋阴虚，痈疮目赤咽喉痛。

【速记要点】玄参和生地均能清热凉血，养阴生津。但玄参泻火解毒力强，咽喉肿痛、痰火瘰疬多用。

【功效】清热凉血，滋阴降火，解毒散结。

【应用】①热入营血，温毒发斑。②热病伤阴，骨蒸劳嗽，津伤便秘。③痈肿疮毒，目赤肿痛，咽喉肿痛，瘰疬。

【用法用量】煎服，9 ~ 15g。

【使用注意】脾胃虚寒者不宜服用。不宜与藜芦同用。

【趣味歌诀】玄参热血（清热凉血）因火（滋阴降

火）解散（解毒散结）。

【联想记忆】玄参的热血因为火毒而解散了。

牡 丹 皮

速记歌诀

凉血活血牡丹皮，阴虚发热消痈肿。

【速记要点】丹皮苦寒，善清营血实热，又能散瘀消痈，用治血滞瘀痛、热毒疮痈；善清阴分伏热，为治无汗骨蒸之要药。

【功效】清热凉血，活血化瘀。

【应用】①热入营血，血热吐衄，温毒发斑。②温邪伤阴，阴虚发热，夜热早凉。③瘀血经闭痛经，跌仆伤痛。④痈肿疮毒。

【用法用量】煎服，6 ~ 12g。活血化瘀宜酒炙用，止血宜炒炭用。

【使用注意】孕妇慎用。血虚有寒、月经过多者不宜用。

【趣味歌诀】丹皮晾雪（清热凉血）鱼（活血化瘀）。

【联想记忆】丹皮晾晒一种叫雪鱼的海鲜。

赤　芍

速记歌诀

赤芍凉血又活血，胁痛跌打目赤肿。

【速记要点】赤芍和丹皮相似，均能凉血，又能活血。赤芍苦寒入肝经，善清肝火，用治肝火目赤。

【功效】清热凉血，化瘀止痛。

【应用】①热入营血，血热吐衄，温毒发斑。②目赤肿痛，疮疡痈肿。③肝郁胁痛，经闭痛经，跌打损伤，癥瘕腹痛。

【用法用量】煎服，6 ~ 12g。

【使用注意】孕妇慎用。血寒经闭者不宜使用。不宜与藜芦同用。

【趣味歌诀】赤芍晾雪（清热凉血）鱼（活血化瘀）。

【联想记忆】赤芍晾晒一种叫雪鱼的海鲜。

紫　草

速记歌诀

凉血活血解热毒，紫草烫伤消斑疹。

【速记要点】紫草甘寒能清热解毒，咸寒能清热凉血，并能活血消肿。

【功效】清热凉血，化瘀解毒，透疹消斑。

【应用】①血热毒盛，斑疹紫黑，麻疹不透。②湿疹，疮疡，水火烫伤。

【用法用量】煎服，5 ~ 10g。

【使用注意】脾虚便溏者忌服。

【趣味歌诀】紫草请两学（清热凉血）校办（消斑）真（透疹）话与（化瘀）戒毒（解毒）。

【联想记忆】紫草请两学校举办真话与戒毒的活动。

水 牛 角

速记歌诀

凉血定惊水牛角，高热神昏吐衄血。

【速记要点】水牛角甘寒，入心肝血分，能清热凉血，解毒定惊，善治温病高热惊厥。

【功效】清热凉血，解毒，定惊。

【应用】①温病高热，神昏谵语，癫狂。②血热毒盛，发疹发斑，吐血衄血。③咽喉肿痛，痈肿疮疡。

【用法用量】煎服，15 ~ 30g，宜先煎。水牛角浓缩粉冲服，每次 1.5 ~ 3g，1 日 2 次。

【使用注意】脾胃虚寒者忌用。

【趣味歌诀】水牛角请两学（清热凉血）姐解毒（解毒）钉（定惊）。

【联想记忆】水牛角请两个学姐解毒钉毒。

第五节　清虚热药

青　蒿

速记歌诀

青蒿后下治疟疾，虚热暑热黄疸退。

【速记要点】青蒿苦寒清热，辛香透散，为清虚热的要药，亦可解暑热；入肝胆经，善截疟，为治疟疾寒热之要药。

【功效】清虚热，除骨蒸，解暑热，截疟，退黄。

【应用】①温邪伤阴，夜热早凉。②骨蒸劳热，阴虚发热。③外感暑热，发热烦渴。④疟疾寒热。⑤湿热黄疸。

【用法用量】煎服，6 ~ 12g，后下或鲜品绞汁服。

【使用注意】脾胃虚弱者忌用。

【趣味歌诀】青蒿清（清虚热）蒸（除骨蒸）借（截

疟）黄（退黄）叔（解暑热）。

【联想记忆】青蒿借黄叔的锅来清蒸。

白　薇

速记歌诀

白薇凉血退虚热，利湿解毒疗疮痈。

【速记要点】白薇苦咸性寒，善入血分，能清虚热，凉血热，解热毒，利湿淋。

【功效】清热凉血，利尿通淋，解毒疗疮。

【应用】①阴虚发热，骨蒸劳热，温邪伤阴，产后血虚发热。②热淋，血淋。③咽喉肿痛，痈疽肿毒，蛇虫咬伤。④阴虚外感。

【用法用量】煎服，5 ~ 10g。

【使用注意】脾胃虚寒者不宜服用。

【趣味歌诀】白薇请两学（清热凉血）姐（解毒）聊（疗疮）李林（利尿通淋）。

【联想记忆】白薇请两个学姐聊李林的近况。

地 骨 皮

速记歌诀

凉血除蒸地骨皮，消渴出血肺热咳。

【速记要点】地骨皮甘寒清润，善清虚热、除骨蒸，为凉血退热除蒸之佳品；入肺经，善清肺热；入血分，能凉血止血。

【功效】凉血除蒸，清肺降火。

【应用】①阴虚骨蒸，潮热盗汗。②肺热咳嗽。③血热咳血。④内热消渴。

【用法用量】煎服，9 ~ 15g。

【使用注意】外感风寒发热或脾虚便溏者不宜服用。

【趣味歌诀】地骨皮两（凉血）除（除蒸）飞祸（清肺降火）。

【联想记忆】地骨皮两次消除飞来横祸。

银 柴 胡

速记歌诀

阴虚发热银柴胡，小儿疳积亦能治。

【速记要点】银柴胡与柴胡药名相似，功效完全不同。银柴胡能清虚热，除疳热；而柴胡善治外感发热，少阳证。

【功效】清虚热，除疳热。

【应用】①骨蒸劳热，阴虚发热。②小儿疳积发热。

【用法用量】煎服，3 ~ 10g。

【使用注意】外感风寒、血虚无热者不宜使用。

【趣味歌诀】银柴胡须（清虚热）干（除疳热）。

【联想记忆】银柴的胡须是干的。

胡 黄 连

速记歌诀

虚热疳积胡黄连，清利湿热似黄连。

【速记要点】胡黄连与黄连的药名和功效相似，均能清湿热。而其清虚热，除疳热，则与银柴胡相似，可联系记忆。

【功效】退虚热，除疳热，清湿热。

【应用】①骨蒸潮热，阴虚发热。②小儿疳积发热。③湿热泻痢，黄疸尿赤。

【用法用量】煎服，3 ~ 10g。

【使用注意】脾胃虚寒者慎用。

【趣味歌诀】胡黄连干（除疳热）湿（清湿热）退虚热。

【联想记忆】胡黄连干湿分离，退虚热。

第十章　泻下药

◎ **性能特点**　沉降之品，主归大肠经。

◎ **功效**　泻下通便。

◎ **应用**　大便秘结，胃肠积滞，实热内结及水肿停饮等里实证。

◎ **配伍用药**

（1）常配伍行气药，加强泻下导滞作用。

（2）里实而正虚者，配伍补益药。

（3）里实兼表邪者，可先解表后攻里，或与解表药同用，表里双解。

（4）属热积者，配伍清热药。

（5）属寒积者，配伍温里药。

◎ **使用注意**

（1）应用作用较强的泻下药时，年老体虚、脾胃虚弱者当慎用。

（2）应用作用峻猛而有毒性的泻下药时，要严格炮制法度，控制用量。

（3）妇女胎前产后及月经期应当忌用。

第一节　攻下药

大　黄

速记歌诀

泻下攻积生大黄，泻火凉血解热毒，逐瘀通经利湿热，酒制化瘀炭止血。

【速记要点】大黄是治疗积滞便秘之要药，被称为“将军”；味苦性寒，故实热便秘尤宜；能解毒凉血、清利湿热，用治热毒证、出血证及湿热证；可活血通经，用治瘀血诸证。

【功效】泻下攻积，清热泻火，凉血解毒，止血，逐瘀通经，利湿退黄。

【应用】①实热便秘。②血热吐衄，牙龈肿痛，目赤肿痛。③痈肿疔疮，肠痈腹痛。④瘀血经闭，产后瘀阻，跌仆伤痛。⑤湿热痢疾，黄疸，水肿，淋证。

【用法用量】煎服，3 ~ 15g。泻下攻积者宜生用，入汤剂不宜久煎，或用开水泡服。酒大黄善清上焦血分热毒；

熟大黄活血祛瘀、泻火解毒作用较强；大黄炭偏于止血。

【使用注意】脾胃虚弱者慎用。孕妇及月经期、哺乳期慎用。

【趣味歌诀】大黄卸下几（泻下攻积）支血（止血）清（清热泻火），学姐堵（凉血解毒）住于经（逐瘀通经）理退货（利湿退黄）。

【联想记忆】大黄卸下几支血清，学姐堵住于经理要求退货。

芒　硝

速记歌诀

芒硝泻下软坚燥，目赤咽痛多外用。

【速记要点】芒硝味咸，可软坚泻下，善除燥屎坚结；能清火消肿，外用治疮痈肿痛。

【功效】泻下通便，润燥软坚，清火消肿。

【应用】①实热积滞，大便燥结，腹满胀痛。②肠痈腹痛。③乳痈，咽痛口疮，目赤肿痛，痔疮肿痛。

【用法用量】不入煎剂，6 ~ 12g，溶入汤液中服用。

【使用注意】哺乳期、孕妇慎用。不宜与三棱、硫黄同用。

【趣味歌诀】芒硝卸下（泻下通便）软件（软坚），造（润燥）火种（清火消肿）。

【联想记忆】芒硝卸下手机的软件，学习制造火种。

番 泻 叶

速记歌诀

泻热行滞番泻叶，热结便秘水肿满。

【速记要点】番泻叶泻下之功既能行滞，又能清热、利水。

【功效】泻热行滞，通便，利水。

【应用】①热结便秘。②水肿胀满。

【用法用量】煎服，2 ~ 6g，后下，或开水泡服。

【使用注意】哺乳期、月经期及孕妇慎用。剂量过大，可导致呕吐、恶心、腹痛等。

【趣味歌诀】番泻叶行至（泻热行滞）便利（通便，利水）。

【联想记忆】番泻叶步行至便利店。

芦　荟

速记歌诀

芦荟泻下清肝火，便秘惊痫疳积癣。

【**速记要点**】芦荟苦寒降泄，既能泻下，又能清肝，用治热结便秘兼肝火烦躁者。

【**功效**】泻下通便，清肝泻火，杀虫疗疳。

【**应用**】①热结便秘。②肝火惊痫。③小儿疳积。④癣疮。

【**用法用量**】入丸散，2 ~ 5g。

【**使用注意**】脾胃虚弱者及孕妇、哺乳期慎用。

【**趣味歌诀**】芦荟卸下（泻下通便）纱竿（杀虫疗疳），请干活（清肝泻火）。

【**联想记忆**】芦荟拆卸下纱窗的撑竿，请人干活。

第二节　润下药

火 麻 仁

速记歌诀

润肠通便火麻仁，血虚津亏肠便秘。

【速记要点】火麻仁甘平，质润多脂，润肠又滋补，适用于老人、产妇、体弱者等津血不足的肠燥便秘。

【功效】润肠通便。

【应用】津血亏虚，肠燥便秘。

【用法用量】煎服，10 ~ 15g。

【趣味歌诀】火麻仁畅通（润肠通便）。

【联想记忆】火麻仁的路畅通无阻。

郁 李 仁

速记歌诀

润肠通便郁李仁，利水消肿兼行气。

【速记要点】郁李仁质润多脂，润肠作用似火麻仁而较强，兼行大肠之气滞。

【功效】润肠通便，下气利水。

【应用】①津伤肠燥，食积气滞，腹胀便秘。②水肿，小便不利，脚气浮肿。

【用法用量】煎服，6 ~ 10g。

【使用注意】孕妇慎用。

【趣味歌诀】郁李仁尝（润肠通便）汽水（下气利水）。

【联想记忆】郁李仁品尝汽水的味道。

松 子 仁

速记歌诀

润肠通便松子仁，肺燥干咳润肠燥。

【速记要点】松子仁甘润，入肠润肠，入肺润肺。

【功效】润肠通便，润肺止咳。

【应用】①肠燥便秘。②肺燥干咳。

【用法用量】煎服，5 ~ 10g。

【使用注意】痰湿壅盛、脾虚便溏者不宜使用。

【趣味歌诀】松子仁非（润肺止咳）常痛（润肠通便）。

【联想记忆】松子仁非常痛苦。

第三节　峻下逐水药

甘　　遂

速记歌诀

泻水逐饮甘遂强，风痰癫痫痈肿疮。

【速记要点】甘遂泻水逐饮力强，用治水饮内停正气未衰者，常与大戟、芫花同用。

【功效】泻水逐饮，消肿散结。

【应用】①胸腹积水，水肿胀满，痰饮咳喘。②风痰癫痫。③痈肿疮毒。

【用法用量】入丸散用，0.5 ~ 1.5g。

【使用注意】虚弱者及孕妇禁用。不宜与甘草同用。

【趣味歌诀】甘遂写（泻水逐饮）总结（消肿散结）。

【联想记忆】甘遂撰写一年的工作总结。

京 大 戟

速记歌诀

水肿胀满京大戟，消肿散结瘰疬疮。

【速记要点】大戟泻水逐饮作用似甘遂而力稍逊，用治水饮内停而正气未衰者，常与甘遂、芫花同用。

【功效】泻水逐饮，消肿散结。

【应用】①胸腹积水，水肿胀满，痰饮咳喘。②痈肿疮毒，瘰疬痰核。

【用法用量】煎服，1.5 ~ 3g；入丸散服，每次 1g。

【使用注意】虚弱者及孕妇禁用。不宜与甘草同用。

【趣味歌诀】大戟写（泻水逐饮）总结（消肿散结）。

【联想记忆】大戟撰写一年的工作总结。

芫　花

速记歌诀

芫花泻水止痰咳，功同遂戟大枣煎。

【速记要点】芫花泻水逐饮作用与甘遂、大戟相似而力稍逊，但能祛痰止咳，用治胸胁停饮所致的喘咳、胸胁痛、心下痞及水肿等。

【功效】泻水逐饮，祛痰止咳；外用杀虫疗疮。

【应用】①胸腹积水，水肿胀满，痰饮咳喘。②痈肿，疥癣。

【用法用量】煎服，1.5 ~ 3g；研末吞服，1 次 0.6 ~ 0.9g，1 日 1 次。

【使用注意】虚弱者及孕妇禁用。不宜与甘草同用。

【趣味歌诀】芫花卸（泻水逐饮）去纸（祛痰止咳）纱窗（杀虫疗疮）。

【联想记忆】芫花卸去了纸纱窗。

商　陆

速记歌诀

逐水消肿通二便，商陆外用解毒结。

【速记要点】商陆苦寒有毒，能通利二便而逐水湿。

【功效】逐水消肿，通利二便；外用解毒散结。

【应用】①水肿胀满。②疮痈肿毒。

【用法用量】煎服，3 ~ 9g。

【使用注意】孕妇禁用。

【趣味歌诀】商陆水中（逐水消肿）二遍（通利二便）解毒结（解毒散结）。

【联想记忆】商陆在水中第二遍才解开毒结。

牵 牛 子

速记歌诀

泻下通便牵牛子，痰饮喘咳虫积痛。

【速记要点】牵牛子能通利二便以排泄水湿，消痰涤饮，用治水湿痰饮，正气未衰者。

【功效】泻水通便，消痰涤饮，杀虫攻积。

【应用】①水肿胀满。②痰饮喘咳。③虫积腹痛。

【用法用量】煎服，3 ~ 6g。入丸散服，每次 1.5 ~ 3g。

【使用注意】孕妇禁用。不宜与巴豆霜同用。

【趣味歌诀】牵牛子杀鸡（杀虫攻积），血水遍（泻水通便）地（消痰涤饮）。

【联想记忆】牵牛子杀鸡，弄得血水遍地流淌。

巴 豆 霜

速记歌诀

峻下冷积巴豆霜，逐水豁痰外疗疮。

【速记要点】巴豆霜辛热大毒，能峻下冷积，有较强的攻逐水饮作用，又能祛痰利咽。

【功效】峻下冷积，逐水退肿，豁痰利咽；外用蚀疮。

【应用】①寒积便秘。②腹水鼓胀。③小儿乳食停积。④喉痹，喉风。⑤痈肿脓成未溃，疥癣恶疮。

【用法用量】入丸散用，0.1 ~ 0.3g。

【使用注意】虚弱者及孕妇禁用。不宜与牵牛子同用。

【趣味歌诀】巴豆霜冷极（峻下冷积），住水（逐水退肿）潭里（豁痰利咽），外窗（外用蚀疮）。

【联想记忆】巴豆霜浑身冷极了，因为家住水潭里，外窗破了。

千 金 子

速记歌诀

泻下逐水千金子，经闭癥瘕顽癣疣。

【速记要点】千金子药性峻猛，能泻下逐水消肿；能破瘀血而消癥瘕。

【功效】泻下逐水，破血消癥；外用疗癣蚀疣。

【应用】①二便不通，水肿，痰饮，积滞胀满。②血瘀经闭，癥瘕。③顽癣，赘疣。

【用法用量】生千金子，1 ~ 2g；去壳，去油用，入丸散服。千金子霜 0.5 ~ 1g，入丸散服。

【使用注意】虚弱者及孕妇禁用。生品毒性大，宜外用；内服宜制霜用。

【趣味歌诀】千金子下水（泻下逐水）学小郑（破血消癥），外县有（外用疗癣蚀疣）。

【联想记忆】千金子学习小郑下水游泳，外县有泳池。

第十一章　祛风湿药

◎ **性能特点**　味多辛苦，归肝、脾、肾经。

◎ **功效**　祛风湿，止痹痛。

◎ **应用**　风湿痹证。

◎ **分类、作用与适应证**

（1）祛风寒湿药——祛风除湿，散寒止痛——风寒湿痹。

（2）祛风湿热药——祛风除湿，清热止痛——风湿热痹。

（3）祛风湿强筋骨药——祛风湿，补肝肾，强筋骨——风湿久痹，肝肾亏损。

◎ **配伍用药**

（1）根据痹证的类型：①风邪偏盛的行痹，选用长于祛风的祛风湿药，佐以活血养血药。②湿邪偏盛的着痹，选用温燥的祛风湿药，佐以健脾除湿药。③寒邪偏盛的痛痹，选用温性较强的祛风湿药，佐以温阳通经药。④热邪偏盛的热痹，选用寒凉的祛风湿药，佐以凉血解毒药。

（2）根据病程、病邪、体质：①病邪在表，配伍解表药。②兼有痰浊、瘀血者，与化痰、活血药同用。③痹证日久，损及肝肾，选用强筋骨的祛风湿药，配伍补肝肾、益气血药。

◎ **使用注意**

（1）祛风湿药辛温性燥，易伤阴耗血，阴血亏虚者应慎用。

（2）痹证多属慢性疾病，可制成酒剂或丸散剂。

扫码查看未收录中药

第一节　祛风寒湿药

独　活

速记歌诀

独活通痹兼解表，风寒湿痹下半身。

【速记要点】独活辛散苦燥，性温散寒，能祛风湿，止痹痛，又主入肾经，性善下行，善治下半身风湿痹痛。

【功效】祛风除湿，通痹止痛，解表。

【应用】①风寒湿痹。②风寒湿头痛。③少阴头痛。

【用法用量】煎服，3 ~ 10g。

【趣味歌诀】独活曲风是（祛风除湿）指（止痛）表

姐（解表）。

【联想记忆】独活的曲风是指表姐。

威灵仙

速记歌诀

祛风通络威灵仙，风邪游走消骨鲠。

【速记要点】威灵仙辛散温通，性猛善走，善治风邪偏重，全身关节疼痛，游走不定者；味咸软坚而消骨鲠。

【功效】祛风湿，通经络，止痛，消骨鲠。

【应用】①风湿痹痛。②骨鲠咽喉。

【用法用量】煎服，6 ~ 10g。消骨鲠用 30 ~ 50g。

【使用注意】气血虚弱者慎服。

【趣味歌诀】威灵仙曲风是（祛风除湿）指（止痛）笑古（消骨鲠）今（通经络）。

【联想记忆】威灵仙的曲风是指谈笑古今的趣事。

徐长卿

速记歌诀

祛风除湿徐长卿，胃痛牙痛湿风疹。

【速记要点】徐长卿辛散祛风，温燥除湿；有较强止痛作用，可治各种疼痛。

【功效】祛风除湿，止痛，止痒。

【应用】①风湿痹痛。②胃脘胀痛，牙痛，腰痛，跌仆伤痛。③湿疹，风疹。

【用法用量】煎服，3 ~ 12g，宜后下。

【使用注意】孕妇慎用。

【趣味歌诀】徐长卿曲风是（祛风除湿）痛痒（止痛，止痒）。

【联想记忆】徐长卿的曲风是又痛又痒。

川　乌

速记歌诀

川乌温经散寒湿，寒痹寒疝腹冷痛。

【速记要点】川乌辛热苦燥，善逐寒湿，尤宜于寒邪偏重之痛痹，关节冷痛，遇寒加重。

【功效】祛风除湿，温经止痛。

【应用】①风寒湿痹。②心腹冷痛，寒疝疼痛。③麻醉止痛，跌仆伤痛。

【用法用量】制川乌煎服，1.5 ~ 3g，宜先煎、久煎。

【使用注意】不宜与半夏、贝母、瓜蒌、白及、白蔹同用。生品内服宜慎，孕妇禁用。制川乌孕妇慎用。

【趣味歌诀】川乌曲风是（祛风除湿）指（止痛）文静（温经）。

【联想记忆】川乌的曲风是指文静。

蕲　蛇

速记歌诀

蕲蛇祛风通经络，内外诸风均可治。

【速记要点】蕲蛇性温走窜，外达肌表，内走脏腑而透骨搜风，能祛内外之风，为截风要药，用治各种外风、内风证。

【功效】祛风，通络，止痉。

【应用】①风湿顽痹。②中风半身不遂，口眼㖞斜。③小儿惊风，破伤风。④疥癣，麻风。

【用法用量】煎服，3 ~ 9g；研末吞服，一次 1 ~ 1.5g，一日 2 ~ 3 次。

【使用注意】血虚生风者慎服。

【趣味歌诀】蕲蛇通（通络）风（祛风）井（止痉）。

【联想记忆】蕲蛇爬进了通风井。

木 瓜

速记歌诀

舒筋活络化脾湿，湿痹要药是木瓜。

【速记要点】木瓜味酸入肝，长于舒筋活络，又能化湿除痹，为治湿痹筋脉拘挛之要药；芳香入脾化湿，可治湿阻中焦证。

【功效】舒筋活络，化湿和中。

【应用】①湿痹拘挛，腰膝关节酸痛。②脚气浮肿。③暑湿吐泻转筋。

【用法用量】煎服，6～9g。

【使用注意】胃酸过多者不宜服用。

【趣味歌诀】木瓜画师河中（化湿和中）舒筋络（舒筋活络）。

【联想记忆】木瓜画师站在河中舒展筋络。

蚕 沙

速记歌诀

蚕沙包煎祛风湿，吐泻转筋风疹痒。

【速记要点】蚕沙辛散祛风，温燥除湿，作用和缓，可治各种痹证；入脾胃经，用治湿阻中焦证；又能祛风止痒。

【功效】祛风除湿，化湿和中。

【应用】①风湿痹证。②吐泻转筋。③风疹、湿疹。

【用法用量】煎服，5 ~ 15g；宜包煎。

【趣味歌诀】蚕沙曲风是（祛风除湿）画师河中（化湿和中）。

【联想记忆】蚕沙的曲风是画师站在河中。

路 路 通

速记歌诀

祛风通经路路通，水肿中风痹痛伤。

【速记要点】路路通既能祛风湿，又能通经脉，善治风湿痹痛，麻木拘挛。

【功效】祛风活络，利水，通经。

【应用】①风湿痹痛，中风半身不遂。②水肿胀满。③跌仆伤痛。④痛经，经闭。⑤乳汁不通。

【用法用量】煎服，5 ~ 10g。

【使用注意】孕妇慎用；月经过多者不宜。

【趣味歌诀】路路通去封货（祛风活络）里水晶（利

水，通经）。

【联想记忆】路路通去封存货里的水晶。

第二节　祛风湿热药

扫码查看未收录中药

秦　艽

速记歌诀

祛风舒筋秦艽润，湿热虚热止痹痛。

【速记要点】秦艽辛散苦泄，质润不燥，为“风药中之润剂”，凡风湿痹痛，无论寒热新久均可用之；性平偏凉，兼能清热，尤宜于热痹；能清利肝胆湿热而退黄；能退骨蒸，为治虚热之要药。

【功效】祛风湿，止痹痛，舒筋络，退虚热，清湿热。

【应用】①风湿痹证，筋脉拘挛酸痛。②中风半身不遂。③骨蒸潮热，小儿疳积发热。④湿热黄疸。

【用法用量】煎服，3 ~ 10g。

【趣味歌诀】秦艽曲风是（祛风湿）指（止痹痛）许（退虚热）世（清湿热）叔（舒筋络）。

【联想记忆】秦艽的曲风是指一位姓许的世叔。

防 己

速记歌诀

风湿痹痛防己寒，水肿脚气湿疹疮。

【速记要点】防己辛散苦泄，性寒清热，治风湿痹证湿热偏重者尤宜。

【功效】祛风湿，止痛，利水消肿。

【应用】①风湿痹证。②水肿，脚气。③湿疹湿疮。

【用法用量】煎服，5 ~ 10g。

【使用注意】胃纳不佳及阴虚体弱者慎服。

【趣味歌诀】防己曲风是（祛风湿）指（止痛）丽水（利水消肿）。

【联想记忆】防己的曲风是指一个叫丽水的地方。

豨 莶 草

速记歌诀

生用清热豨莶草，酒制补肾祛风湿。

【速记要点】豨莶草功能祛风湿，通经络，生用苦寒清热解毒，酒制补益肝肾。用治肾虚风湿痹痛，中风半身不遂。

【功效】祛风湿，利关节，清热解毒。

【应用】①风湿痹痛，腰膝酸软。②中风半身不遂。③风疹，湿疮，痈肿。

【用法用量】煎服，9 ~ 12g。

【趣味歌诀】豨莶草曲风是（祛风湿）清洁（清热解毒）关节（利关节）。

【联想记忆】豨莶草的曲风是清洁关节的灰尘。

络 石 藤

速记歌诀

祛风通络络石藤，喉痹痈肿跌仆伤。

【速记要点】络石藤苦能燥湿，微寒清热，尤宜于风湿热痹；能凉血利咽，用治热毒壅盛之咽喉肿痛。

【功效】祛风通络，凉血消肿。

【应用】①风湿热痹，腰膝酸痛。②喉痹咽痛，痈肿。③跌打损伤。

【用法用量】煎服，6 ~ 12g。

【趣味歌诀】络石藤去封（祛风通络）学校（凉血消肿）。

【联想记忆】络石藤去封锁学校的大门。

雷 公 藤

速记歌诀

祛风通络雷公藤，消肿杀虫疗疥癣。

【速记要点】雷公藤有较强的祛风湿、通络作用，为治风湿顽痹的要药；苦燥除湿，杀虫止痒，用治多种皮肤病。

【功效】祛风除湿，活血通络，消肿止痛，杀虫解毒。

【应用】①风湿顽痹。②顽癣，湿疹。

【用法用量】煎服，1 ~ 3g，先煎。

【使用注意】有大毒，内服宜慎。孕妇禁用。凡有白细胞减少及心、肝、肾器质性病变者慎服。

【趣味歌诀】雷公藤曲风是（祛风除湿）学校中（活血通络，消肿止痛）杀虫毒（杀虫解毒）。

【联想记忆】雷公藤的曲风是在学校中杀灭毒虫。

扫码查看未收录中药

第三节　祛风湿强筋骨药

五　加　皮

速记歌诀

五加利水补肝肾，风湿痹痛筋骨软。

【速记要点】五加皮辛散苦燥，性温散寒，能补肝肾，用治风湿痹痛，尤宜于老人及久病体虚者。

【功效】祛风除湿，补益肝肾，强筋壮骨，利水消肿。

【应用】①风湿痹痛。②小儿行迟，筋骨痿软。③水肿，脚气。

【用法用量】煎服，5 ~ 10g。

【趣味歌诀】五加皮曲风是（祛风除湿）不（补益肝肾）抢（强筋壮骨）水（利水消肿）。

【联想记忆】五加皮的曲风是不抢水果。

桑　寄　生

速记歌诀

寄生补肾祛风湿，头晕胎动腰酸软。

【速记要点】桑寄生能祛风湿，长于补肝肾，用治痹证日久，肝肾亏虚者；又能安胎元，平肝阳。

【功效】祛风湿，补肝肾，强筋骨，安胎元。

【应用】①风湿痹痛，腰膝酸软。②崩漏胎漏，胎动不安。③头晕目眩。

【用法用量】煎服，9 ~ 15g。

【趣味歌诀】桑寄生曲风是（祛风湿）补（补肝肾）墙（强筋骨）院（安胎元）。

【联想记忆】桑寄生的曲风是修补墙院的破损。

狗　脊

速记歌诀

狗脊补肾祛风湿，肾虚不固遗尿带。

【速记要点】狗脊苦温散寒湿，甘温补肝肾，尤宜于肝肾不足，兼风寒湿邪之腰痛脊强，不能俯仰者；有补肾固涩之功，用治肾虚不固。

【功效】祛风湿，补肝肾，强腰膝。

【应用】①风湿痹证。②腰膝酸软。③肾虚不固，遗尿、带下。

【用法用量】煎服，6 ~ 12g。

【使用注意】肾虚有热者慎服。

【趣味歌诀】狗脊曲风是（祛风湿）不（补肝肾）强要（强腰膝）。

【联想记忆】狗脊的曲风是不强求。

第十二章　化湿药

◎ **性能特点**　辛香温燥，入脾、胃经。

◎ **功效**　化湿运脾。

◎ **应用**　湿阻中焦证。

◎ **配伍用药**

（1）湿阻气滞者，配伍行气药。

（2）寒湿中阻者，配伍温中祛寒药。

（3）脾虚湿阻者，配伍补气健脾药。

（4）湿温、湿热、暑湿者，配伍清热燥湿、解暑药。

◎ **使用注意**

化湿药物气味芳香，入汤剂宜后下。阴虚血燥及气虚者宜慎用。

广藿香

速记歌诀

芳香化湿广藿香，和中止呕解暑湿。

【**速记要点**】藿香气味芳香，为运化湿浊之要药；既能芳香化湿，又能和中止呕，善治湿浊中阻所致呕吐。

【**功效**】芳香化湿，和中止呕，发表解暑。

【**应用**】①湿浊中阻。②呕吐。③湿温初起，暑湿表证；寒湿闭暑，腹痛吐泻。

【**用法用量**】煎服，3 ~ 10g。

【**趣味歌诀**】藿香画师（芳香化湿）和中欧（和中止呕）借书（发表解暑）。

【**联想记忆**】藿香画师和中欧的朋友借书。

佩兰

速记歌诀

佩兰功效似藿香，口中甜腻脾瘅证。

【**速记要点**】佩兰气味芳香，化湿和中之功与藿香相似，善治脾经湿热，口中甜腻、多涎口臭等的脾瘅证。

【功效】芳香化湿，醒脾开胃，发表解暑。

【应用】①湿浊中阻。②脾经湿热，口中甜腻。③湿温初起，暑湿表证。

【用法用量】煎服，3 ~ 10g。

【趣味歌诀】佩兰画师（芳香化湿）借书（发表解暑）行楷魏（醒脾开胃）。

【联想记忆】佩兰画师借书学习行书、楷书和魏碑。

苍　术

速记歌诀

燥湿健脾苍术温，风湿表证夜盲症。

【速记要点】苍术苦温性燥以祛湿浊，不仅适用于湿阻中焦证，亦可用治其他湿邪病证，如风湿痹痛和风寒表证夹湿者。

【功效】燥湿健脾，祛风散寒，明目。

【应用】①湿阻中焦，腹满泄泻，水肿。②风湿痹证，脚气肿痛。③风寒感冒。④夜盲症。

【用法用量】煎服，3 ~ 9g。

【趣味歌诀】苍术建造失（健脾燥湿）去三汉（祛风散寒）墓（明目）。

【联想记忆】苍术为了建造房屋，失去了三个汉代的古墓。

厚　朴

速记歌诀

燥湿行气除胀满，厚朴消痰平喘咳。

【速记要点】厚朴既能燥湿，又能行气，为消除胀满之要药，又能消痰平喘，既可除无形之湿满，又可消有形之实满。

【功效】燥湿，行气，消积，消痰平喘。

【应用】①湿阻中焦，脘痞吐泻。②气滞食积，腹胀便秘。③痰饮咳喘。

【用法用量】煎服，3 ~ 10g。

【使用注意】气虚津亏者及孕妇当慎用。

【趣味歌诀】厚朴早市（燥湿）小谭穿（消痰平喘）行气急（行气消积）。

【联想记忆】厚朴在早市上看见小谭穿行人流，走得气急败坏。

砂　仁

速记歌诀

化湿温中砂仁泻，理气安胎宜后下。

【速记要点】砂仁和豆蔻均能化湿、行气、温中，用治寒湿中阻和脾胃气滞证。砂仁偏中下焦，温中偏脾善止泻。

【功效】化湿开胃，温中止泻，理气安胎。

【应用】①湿阻中焦，脾胃气滞。②脾胃虚寒，泄泻呕吐。③胎动不安，妊娠恶阻。

【用法用量】煎服，3 ~ 6g，后下。

【使用注意】阴虚血燥者慎用。

【趣味歌诀】砂仁画师（化湿）慰问中（开胃，温中），只写（止泻）李安（理气安胎）。

【联想记忆】砂仁画师春节慰问亲友中，只写李安的名字。

豆　蔻

速记歌诀

化湿温中豆蔻呕，行气消食亦后下。

【速记要点】豆蔻和砂仁均能化湿、行气、温中，用治寒湿中阻和脾胃气滞证。豆蔻偏中上焦，温中偏胃善止呕。

【功效】化湿行气，温中止呕，开胃消食。

【应用】①湿浊中阻，脾胃气滞。②湿温初起，胸闷食少。③寒湿呕吐。

【用法用量】煎服，3 ~ 6g，后下。

【使用注意】阴虚血燥者慎用。

【趣味歌诀】豆蔻画师（化湿）慰问中（开胃，温中），弃（行气）食（消食）制图（止呕吐）。

【联想记忆】豆蔻画师春节慰问亲友中，忙得放弃吃食物，只顾得制作图画。

草　豆　蔻

速记歌诀

燥湿行气草豆蔻，温中止呕似豆蔻。

【速记要点】草豆蔻的药名、功效与豆蔻相似，但草豆蔻芳香温燥，长于燥湿温中、行气消胀，故脾胃寒湿气滞者宜用之。

【功效】燥湿行气，温中止呕。

【应用】①寒湿内阻，脾胃气滞。②呕逆嗳气。

【用法用量】煎服，3 ~ 6g。

【使用注意】阴虚血燥者慎用。

【趣味歌诀】草豆蔻早市（燥湿）气（行气）温中制图（温中止呕吐）。

【联想记忆】草豆蔻在早市较低的气温中制作图画。

草　果

速记歌诀

草果寒湿腹胀痛，疟疾寒热瘟疫热。

【速记要点】草果辛温燥烈，燥湿温中作用强于草豆蔻，用治寒湿偏盛者。

【功效】燥湿温中，截疟除痰。

【应用】①寒湿内阻，脘腹胀痛。②疟疾寒热，瘟疫发热。

【用法用量】煎服，3 ~ 6g。

【使用注意】阴虚血燥者慎用。

【趣味歌诀】草果早市中（燥湿温中）接触糖（截疟除痰）。

【联想记忆】草果早市中接触了冰糖。

第十三章　利水渗湿药

◎ **性能特点**　味多甘淡或苦，主归膀胱、小肠、肾、脾经。

◎ **功效**　利水渗湿。

◎ **应用**　水肿、小便不利、泄泻、痰饮、淋证、黄疸、湿温等水湿所致的各种病证。

◎ **分类、作用与适应证**

（1）利水消肿药——利水消肿——小便不利、水肿、泄泻、痰饮等。

（2）利尿通淋药——利尿通淋——淋证、水肿等。

（3）利湿退黄药——利湿退黄——黄疸、淋证等。

◎ **配伍用药**

（1）利水渗湿药常与行气药配伍使用。

（2）兼有表证者，配伍解表药。

（3）水肿日久，脾肾阳虚者，配伍温补脾肾药。

（4）湿热合邪者，配伍清热药。

（5）寒湿相并者，配伍温里祛寒药。

◎ **使用注意**

阴亏津少、肾虚遗精遗尿者，宜慎用或忌用。孕妇慎用。

扫码查看未收录中药

第一节　利水消肿药

茯　苓

速记歌诀

水肿要药是茯苓，利湿健脾安心神。

【速记要点】茯苓既可祛邪，又可补虚，为利水消肿之要药，可用治寒热虚实各种水肿；能健脾补中而渗湿止泻，补益心脾而宁心安神。

【功效】利水渗湿，健脾，宁心安神。

【应用】①水肿，小便不利。②痰饮眩悸。③脾虚倦怠，食少泄泻。④心神不宁，失眠惊悸。

【用法用量】煎服，10 ~ 15g。

【趣味歌诀】茯苓历史（利水渗湿）见批（健脾）新神（宁心安神）。

【联想记忆】茯苓在历史书上看见一批新的神仙。

薏 苡 仁

速记歌诀

利湿健脾除湿痹，苡仁排脓解毒结。

【速记要点】薏苡仁与茯苓相似，均能健脾和利湿，用治脾虚湿盛，常配伍使用。薏苡仁性寒清热，故能除痹、排脓、解毒，用治湿痹、肺痈、肠痈等。

【功效】利水渗湿，健脾止泻，除痹，排脓，解毒散结。

【应用】①水肿，脚气。②脾虚泄泻。③湿痹拘挛。④肠痈，肺痈。⑤癌肿、赘疣。

【用法用量】煎服，9 ~ 30g。清利湿热宜生用，健脾止泻宜炒用。

【使用注意】孕妇慎用。

【趣味歌诀】薏苡仁历史（利水渗湿）除（除痹）奸邪（健脾止泻），排脓毒（排脓，解毒散结）。

【联想记忆】薏苡仁在历史上铲除奸邪之人，排除社会的脓毒。

猪　苓

速记歌诀

利水渗湿猪苓淡，水肿泄泻带下浊。

【速记要点】 猪苓只有利水渗湿作用，且利水作用较茯苓强。

【功效】 利水渗湿。

【应用】 水肿，泄泻，带下，淋浊。

【用法用量】 煎服，6 ~ 12g。

【趣味歌诀】 猪苓历史（利水渗湿）。

【联想记忆】 猪苓喜欢读历史书。

泽　泻

速记歌诀

利水渗湿泽泻寒，泄热化浊降血脂。

【速记要点】 泽泻利水力强，常配茯苓、猪苓治水肿。本品性寒，既能清膀胱之热，治下焦湿热淋证；又能泄肾经之虚火，治肾阴虚证。

【功效】 利水渗湿，泄热，化浊降脂。

【应用】 ①水肿胀满，泄泻尿少，痰饮眩晕。②热淋涩痛，潮热遗精。③高脂血症。

【用法用量】煎服，6 ~ 10g。

【趣味歌诀】泽泻泄热（泄热），执着（降脂化浊）历史（利水渗湿）。

【联想记忆】泽泻泄热，执着于学习历史。

香加皮

速记歌诀

利水消肿香加皮，风寒湿痹腰膝软。

【速记要点】香加皮入心肾二经，有温助心肾、利水消肿的作用。

【功效】利水消肿，祛风湿，强筋骨。

【应用】①下肢水肿，心悸气短。②风寒湿痹。

【用法用量】煎服，3 ~ 6g。

【使用注意】本品有毒，不宜长期、过量服用。

【趣味歌诀】香加皮曲风是（祛风湿）抢（强筋骨）水（利水消肿）。

【联想记忆】香加皮的曲风是抢水果。

扫码查看未收录中药

第二节　利尿通淋药

车　前　子

速记歌诀

热淋水肿车前子，泄泻目赤痰热咳。

【速记要点】车前子甘寒滑利而通水道；能利水湿，分清浊而止泻，尤宜于湿盛之大便水泻、小便不利；性寒清肝热而明目，清肺热而化痰。

【功效】清热利尿通淋，渗湿止泻，明目，祛痰。

【应用】①热淋涩痛，水肿尿少。②湿盛泄泻。③目赤肿痛。④痰热咳嗽。

【用法用量】煎服，9 ~ 15g，宜包煎。

【使用注意】肾虚滑精者及孕妇慎用。

【趣味歌诀】车前子青鸟（清热利尿）淋（通淋）湿（渗湿），只写（止泻）木（明目）炭（祛痰）。

【联想记忆】车前子的青鸟被雨水淋湿，购物清单上只写了木炭。

滑　石

速记歌诀

利尿通淋解暑热，滑石外用敛湿疮。

【速记要点】滑石性滑利窍，清膀胱湿热而通利水道；性寒解暑，为治暑湿、湿温之常用药。

【功效】利尿通淋，清热解暑，外用祛湿敛疮。

【应用】①热淋，石淋。②湿温初起，暑湿烦渴。③湿热水泻。④湿疹，痱子。

【用法用量】煎服，10 ~ 20g；滑石粉包煎，滑石块先煎。

【使用注意】热病伤津、脾虚及孕妇慎用。

【趣味歌诀】滑石李林（利尿通淋）清洁书（清热解暑），外祛失恋（外用祛湿敛疮）。

【联想记忆】滑石和李林清洁书桌后，外出散心去除失恋的低落情绪。

木　通

速记歌诀

淋证水肿木通寒，通经下乳清心烦。

【速记要点】木通上清心火，下利小便，可使热邪下行排出；入血分，可活血通经。

【功效】利尿通淋，清心除烦，通经下乳。

【应用】①淋证，水肿。②口舌生疮，心烦尿赤。③湿热痹痛，经闭乳少。

【用法用量】煎服，3 ~ 6g。

【使用注意】孕妇慎用。不宜长期、大量服用。

【趣味歌诀】木通李林（利尿通淋）清除（清心除烦）惊吓（通经下乳）。

【联想记忆】木通教李林清除惊吓的方法。

通　草

速记歌诀

通草清热利小便，通气下乳水肿淋。

【速记要点】通草性寒清热而利小便，可通淋，可消肿，尤宜于热淋。

【功效】清热利尿，通气下乳。

【应用】①湿热淋证，水肿尿少。②产后乳汁不下。

【用法用量】煎服，3 ~ 5g。

【使用注意】孕妇慎用。

【趣味歌诀】通草请鸟（清热利尿）下棋（下乳通气）。

【联想记忆】通草请小鸟下围棋。

瞿　麦

速记歌诀

利尿通淋瞿麦寒，活血通经血热瘀。

【速记要点】瞿麦苦寒降泄，能清心与小肠之火，又能活血通经。

【功效】利尿通淋，活血通经。

【应用】①热淋，血淋，石淋。②瘀阻经闭痛经。

【用法用量】煎服，9 ~ 15g。

【使用注意】孕妇慎用。

【趣味歌诀】瞿麦李林（利尿通淋）同学（通经活血）。

【联想记忆】瞿麦和李林是同学。

萹　蓄

速记歌诀

萹蓄杀虫利尿淋，虫积湿疹阴痒带。

【速记要点】萹蓄苦能燥湿，微寒清热，能清利下焦湿热，又善“杀三虫”。

【功效】利尿通淋，杀虫，止痒。

【应用】①热淋涩痛。②虫积腹痛，湿疹，带下。

【用法用量】煎服，9 ~ 15g。

【趣味歌诀】萹蓄李林（利尿通淋）治扬（止痒）沙（杀虫）。

【联想记忆】萹蓄和李林一起治理扬沙的问题。

地 肤 子

速记歌诀

利湿祛风地肤子，风疹湿疹皮肤痒。

【速记要点】地肤子苦寒降泄，清利湿热而通淋，又能清除皮肤中的湿热与风邪而止痒。

【功效】清利湿热，祛风止痒。

【应用】①热淋涩痛。②风疹湿疹，阴痒带下。

【用法用量】煎服，9 ~ 15g。

【趣味歌诀】地肤子请李氏（清利湿热）去治羊（祛风止痒）。

【联想记忆】地肤子请李氏去治羊的疾病。

海 金 沙

速记歌诀

清利湿热海金沙，诸淋涩痛是要药。

【速记要点】海金沙善清小肠、膀胱湿热，善于止尿道疼痛，为治诸淋涩痛之要药。

【功效】清利湿热，通淋止痛。

【应用】热淋，血淋，石淋，膏淋，尿道涩痛。

【用法用量】煎服，6 ~ 15g，包煎。

【趣味歌诀】海金沙请李氏（清利湿热）同志（通淋止痛）。

【联想记忆】海金沙请李氏同志帮忙。

石 韦

速记歌诀

石韦利尿清肺咳，凉血止血宜血淋。

【速记要点】石韦性寒清热，清利膀胱而通淋，兼能止血，尤宜于血淋。

【功效】利尿通淋，清肺止咳，凉血止血。

【应用】①热淋，血淋，石淋。②肺热咳嗽。③血热出血。

【用法用量】煎服，6 ~ 12g。

【趣味歌诀】石韦李林（利尿通淋）两只血（凉血止血）清费（清肺止咳）。

【联想记忆】石韦和李林支付了两只血清的费用。

萆　薢

速记歌诀

膏淋要药是萆薢，利湿去浊祛风痹。

【速记要点】萆薢善于利湿，为治膏淋要药。

【功效】利湿去浊，祛风除痹。

【应用】①膏淋，白浊。②风湿痹痛。

【用法用量】煎服，9 ~ 15g。

【使用注意】肾阴不足、遗精滑精者慎用。

【趣味歌诀】萆薢去比（祛风除痹）历史（利湿去浊）。

【联想记忆】萆薢去对比历史的相似之处。

第三节　利湿退黄药

扫码查看未收录中药

茵　　陈

速记歌诀

黄疸要药茵陈蒿，暑湿湿温湿疮痒。

【速记要点】茵陈为治黄疸之要药。

【功效】清利湿热，利胆退黄。

【应用】①黄疸。②暑湿湿温。③湿疮湿疹。

【用法用量】煎服，6 ~ 15g。

【使用注意】血虚萎黄者及蓄血发黄者慎用。

【趣味歌诀】茵陈请李氏热（清利湿热）蛋黄（利胆退黄）。

【联想记忆】茵陈请李氏加热蛋黄。

金　钱　草

速记歌诀

善排结石金钱草，黄疸淋证痈肿疮。

【速记要点】金钱草既能清利肝胆湿热，又能利尿通淋，善排结石，尤宜于治疗石淋、肝胆结石。

【功效】利湿退黄，利尿通淋，解毒消肿。

【应用】①湿热黄疸。②石淋，热淋。③痈肿疔疮。

【用法用量】煎服，15 ~ 60g。

【趣味歌诀】金钱草李林（利尿通淋）独种（解毒消肿）黄梨（退黄利湿）。

【联想记忆】金钱草和李林单独种植了一些黄梨。

虎　杖

速记歌诀

虎杖利湿解热毒，化痰止咳散瘀痛。

【速记要点】虎杖功效似大黄，利湿退黄兼泻下，清热解毒散瘀滞，化痰止咳略不同。

【功效】利湿退黄，清热解毒，散瘀止痛，化痰止咳。

【应用】①湿热黄疸，带下。②痈肿疮毒，水火烫伤。③风湿痹痛，跌打损伤，经闭，癥瘕。④肺热咳喘。

【用法用量】煎服，9 ~ 15g。

【使用注意】孕妇慎用。

【趣味歌诀】虎杖历时（利湿退黄）清洁（清热解

毒）鱼桶（散瘀止痛），画坦克（化痰止咳）。

【联想记忆】虎杖历时多日清洁鱼桶，在上面画了一只坦克。

第十四章　温里药

◎ **性能特点**　味辛，性温热。

◎ **功效**　温里祛寒。

◎ **应用**　里寒证。

温里药因其主要归经的不同而有多种效用（表 1）。

表 1　温里药归经及功效、主治

归经	功效	主治证
脾胃经	温中散寒止痛	外寒入侵，直中脾胃或脾胃虚寒证
肺经	温肺化饮	肺寒痰饮证
肝经	暖肝散寒止痛	寒侵肝经的少腹痛、寒疝腹痛或厥阴头痛等
肾经	温肾助阳	肾阳不足证
心肾经	温阳通脉	心肾阳虚证
	回阳救逆	亡阳厥逆证

◎ **配伍用药**

（1）表寒未解者，配伍辛温解表药。

（2）兼气滞血瘀者，配伍行气活血药。

（3）兼寒湿内阻者，配伍温燥祛湿或芳香化湿药。

（4）兼脾肾阳虚者，配伍温补脾肾药。

（5）亡阳气脱者，宜与大补元气药同用。

◎ **使用注意**

（1）天气炎热时或素体火旺者当减少用量。

（2）真热假寒证禁用。

（3）凡实热证、阴虚火旺、津血亏虚者忌用。

（4）孕妇慎用。

附　　子

速记歌诀

回阳救逆附子先，补火助阳散寒痛。

【速记要点】附子为“回阳救逆第一品药”，能上助心阳，中温脾阳，下补肾阳。其功能补火助阳，常配伍肉桂；又能治风湿，与乌头相似。

【功效】回阳救逆，补火助阳，散寒止痛。

【应用】①亡阳虚脱，脉微肢冷。②肾阳虚衰，阳痿宫冷；脘腹冷痛，呕吐泄泻；心阳不足，胸痹冷痛；阴寒水肿；阳虚外感。③寒湿痹证。

【用法用量】煎服，3 ~ 15g；先煎，久煎。

【使用注意】孕妇慎用，阴虚阳亢者忌用。不宜与半夏、瓜蒌、贝母、白蔹、白及同用。

【趣味歌诀】附子补火煮羊（补火助阳），烩羊救（回阳救逆）寒痛（散寒止痛）。

【联想记忆】附子增补柴火煮羊肉，烩羊肉来救治寒痛。

干　姜

速记歌诀

干姜温肺暖中焦，回阳通脉配附子。

【速记要点】干姜主入脾胃而长于温中散寒，为温暖中焦之主药；入肺经，善于温肺散寒化饮；常配伍附子，用治亡阳证。

【功效】温中散寒，回阳通脉，温肺化饮。

【应用】①脾胃寒证，冷痛吐泻。②亡阳证，脉微肢冷。③寒饮咳喘。

【用法用量】煎服，3 ~ 10g。

【使用注意】阴虚内热、血热妄行者忌用。孕妇慎用。

【趣味歌诀】干姜问中韩（温中散寒）会卖（回阳通

脉）飞花印（温肺化饮）。

【联想记忆】干姜问中韩的商人会售卖飞花印吗？

肉　桂

速记歌诀

肉桂补火散寒痛，引火归元温经脉。

【速记要点】肉桂辛甘大热，补火助阳，为治命门火衰之要药；能温通经脉，与桂枝相似。肉桂性热入肝肾经，能使下元虚衰导致的上浮之虚阳回归下焦，故能引火归元。

【功效】补火助阳，散寒止痛，温通经脉，引火归元。

【应用】①肾阳不足，命门火衰。②心腹冷痛，寒疝腹痛，虚寒吐泻。③冲任虚寒，寒凝血滞之经闭痛经，阴疽流注，寒湿痹痛。④虚阳上浮，肾虚作喘。

【用法用量】煎服，1 ～ 5g，宜后下或焗服；研末冲服，每次 1 ～ 2g。

【使用注意】阴虚火旺、实热、有出血倾向者及孕妇慎用。不宜与赤石脂同用。

【趣味歌诀】肉桂补火煮羊（补火助阳）散寒痛（散寒止痛），引火源（引火归元）温铜镜（温通经脉）。

【联想记忆】肉桂补火煮羊来祛散寒痛，引来火源以温暖铜镜。

吴 茱 萸

速记歌诀

寒凝肝脉吴茱萸，呕吐腹泻脾肾寒。

【速记要点】吴茱萸主入肝经，既散肝经之寒邪，又疏肝气之郁滞，主治寒凝肝经气滞诸痛。

【功效】散寒止痛，降逆止呕，助阳止泻。

【应用】①寒凝肝脉，厥阴头痛，寒疝腹痛，经行腹痛，寒湿脚气。②脘腹胀痛，呕吐吞酸。③脾肾阳虚，五更泄泻。

【用法用量】煎服，2 ~ 5g。

【使用注意】不宜多用、久服。阴虚有热者忌用。孕妇慎用。

【趣味歌诀】吴茱萸散寒痛（散寒止痛），酱泥藕（降逆止呕），煮羊蝎（助阳止泻）。

【联想记忆】吴茱萸为驱散寒痛，酱烧泥藕，水煮羊蝎。

小 茴 香

速记歌诀

理气和胃小茴香，寒疝痛经少腹冷。

【速记要点】小茴香能暖肝散寒，用治寒凝肝经诸痛证。

【功效】散寒止痛，理气和胃。

【应用】①寒疝腹痛，痛经，少腹冷痛，睾丸胀痛。②脾胃虚寒气滞，胀痛吐泻。

【用法用量】煎服，3 ~ 6g。

【使用注意】阴虚火旺者慎用。

【趣味歌诀】小茴香散寒洞（散寒止痛）里气味（理气和胃）。

【联想记忆】小茴香驱散寒洞里的气味。

丁 香

速记歌诀

胃寒呕吐呃丁香，散寒止痛补肾阳。

【速记要点】丁香辛散温通，暖中散寒，尤善降逆，为治胃寒呕吐呃逆之要药。

【功效】温中降逆，散寒止痛，温肾助阳。

【应用】①脾胃虚寒，呃逆呕吐。②心腹冷痛。③肾虚阳痿。

【用法用量】煎服，1 ~ 3g。

【使用注意】不宜与郁金同用。

【趣味歌诀】丁香问中奖（温中降逆）三只（散寒止痛）文身猪羊（温肾助阳）。

【联想记忆】丁香问中奖了没，三只文身都是猪羊的图案。

高 良 姜

速记歌诀

温中止呕高良姜，胃寒胃痛呕吐嗳。

【速记要点】高良姜辛散温通，为治胃寒脘腹冷痛之常用药。

【功效】温中止呕，散寒止痛。

【应用】①胃寒腹痛。②胃寒呕吐。

【用法用量】煎服，3 ~ 6g。

【趣味歌诀】高良姜问中指（温中止呕）还痛（散寒止痛）。

【联想记忆】高良姜问中指还痛不痛。

花 椒

速记歌诀

花椒温中杀虫痒，胃寒虫积湿疹疮。

【速记要点】花椒辛散温燥，入脾胃经，可温中散寒。其杀虫之功，既能治肠道虫积，又能外用疗疮。

【功效】温中止痛，杀虫止痒。

【应用】①胃寒冷痛，呕吐泄泻。②虫积腹痛。③湿疮，湿疹。

【用法用量】煎服，3 ~ 6g。

【趣味歌诀】花椒闻中指（温中止痛），杀羊（杀虫止痒）。

【联想记忆】花椒闻了闻中指，再去杀羊。

胡 椒

速记歌诀

温中散寒胡椒热，腹痛泄泻癫痫痰。

【速记要点】胡椒能温中散寒；又能下气消痰，治痰气郁滞，蒙蔽清窍之癫痫。

【功效】温中散寒，下气，消痰。

【应用】①胃寒呕吐，食少泄泻。②癫痫痰多。

【用法用量】每次 0.6 ~ 1.5g。

【趣味歌诀】胡椒问中韩（温中散寒），小谭（消痰）下棋（下气）。

【联想记忆】胡椒问中韩的商人，小谭在下棋。

荜　茇

速记歌诀

荜茇行气温中寒，寒凝气滞胸痹痛。

【速记要点】荜茇辛散温通，能温中散寒而降胃气，止呃逆。

【功效】温中散寒，下气止痛。

【应用】①中寒脘腹冷痛，呕吐，泄泻。②寒凝气滞，胸痹心痛。

【用法用量】煎服，1 ~ 3g。

【趣味歌诀】荜茇下肢（下气止痛）中寒（温中散寒）。

【联想记忆】荜茇的下肢中了寒毒。

荜　澄　茄

速记歌诀

散寒行气荜澄茄，胃寒寒疝小便浊。

【速记要点】荜澄茄辛散温通，可治寒邪所致胃寒冷痛、寒疝尿浊等。

【功效】温中散寒，行气止痛。

【应用】①胃寒呕吐，脘腹冷痛。②寒疝腹痛。③寒湿郁滞，小便浑浊。

【用法用量】煎服，1 ~ 3g。

【趣味歌诀】荜澄茄吻中（温中散寒）旗帜（行气止痛）。

【联想记忆】荜澄茄亲吻了中国的旗帜。

第十五章　理气药

◎ **性能特点**　多辛苦温而芳香，主归脾、胃、肝、肺经。

◎ **功效**　疏理气机。

◎ **应用**　气滞、气逆证。

◎ **配伍用药**

（1）脾胃气滞，应选用理气宽中的药物：①饮食积滞所致者，配伍消导药。②湿热阻滞所致者，配伍清热祛湿药。③寒湿困脾所致者，配伍苦温燥湿药。④兼脾气虚者，配伍补气健脾药。

（2）肝气郁滞，应选用疏肝理气的药物：①肝血不足者，配伍养血柔肝药。②肝经受寒者，配伍暖肝散寒药。③瘀血阻滞者，配伍活血祛瘀药。

（3）肺气壅滞，应选用理气宽胸的药物：①外邪客肺所致者，配伍宣肺解表药。②痰饮阻肺所致者，配伍祛痰化饮药。

◎ **使用注意**　本类药物多辛温香燥，易耗气伤阴，故气阴不足者慎用。

扫码查看未收录中药

陈　皮

速记歌诀

理气健脾陈皮辛，湿痰寒痰胸痹呕。

【速记要点】陈皮辛香苦燥，可行脾肺二经之气滞，化脾肺二经之湿痰，为治湿痰、寒痰之要药。

【功效】理气健脾，燥湿化痰。

【应用】①脾胃气滞、湿阻之脘腹胀满，吐泻食少。②呕吐，呃逆。③湿痰寒痰，咳喘痰多。④胸痹气短。

【用法用量】煎服，3 ~ 10g。

【使用注意】实热、舌赤少津者慎服。

【趣味歌诀】陈皮李奇建（理气健脾）造化坛（燥湿化痰）。

【联想记忆】陈皮和李奇一起建造花坛。

青　皮

速记歌诀

疏肝破气青皮烈，食积癥瘕久疟块。

【速记要点】青皮性猛入肝，善于疏肝散结，用治肝郁气滞，积滞痞块。

【功效】疏肝破气，消积化滞。

【应用】①肝郁气滞，胸胁胀痛，寒疝疼痛。②食积气滞，脘腹胀痛。③癥瘕积聚。

【用法用量】煎服，3 ~ 10g。醋炙可增强疏肝止痛作用。

【使用注意】气虚者慎用。

【趣味歌诀】青皮树干破（疏肝破气），削花枝（消积化滞）。

【联想记忆】青皮的树干破了，削减花枝。

枳　　实

速记歌诀

枳实破气化痰积，胸痹结胸脏器垂。

【速记要点】枳实入脾胃经，能破气导滞，用治脾胃气滞证；能化痰消痞，用治痰阻胸痹、结胸。

【功效】破气消积，化痰散痞。

【应用】①胃肠积滞，痞满胀痛，泻痢后重。②痰阻气滞，结胸，胸痹。③脏器下垂。

【用法用量】煎服，3 ~ 10g。

【使用注意】孕妇慎用。

【趣味歌诀】枳实破小鸡（破气消积），散花坛（散痞化痰）。

【联想记忆】枳实抓破小鸡，打散花坛。

木　香

速记歌诀

木香行气脾胃肠，泻痢疝气黄疸胀。

【速记要点】木香辛散苦泄温通，善行脾胃和大肠之气滞，为治泻痢里急后重之要药。

【功效】行气止痛，健脾消食。

【应用】①脾胃气滞，脘腹胀痛。②泻痢后重。③胸胁胀痛，疝气疼痛，黄疸。

【用法用量】煎服，3 ~ 6g。生用行气力强；煨用实肠止泻。

【使用注意】凡阴虚火旺者慎用。

【趣味歌诀】木香见皮（健脾）气筒（行气止痛）消失（消食）。

【联想记忆】木香看见皮气筒消失不见了。

沉　香

速记歌诀

行气止痛沉香温，止呕平喘降气逆。

【速记要点】沉香辛香走窜，性温散寒，用治寒凝气滞诸痛；质重沉降，能降气而止呕，纳气而平喘。

【功效】行气止痛，温中止呕，纳气平喘。

【应用】①寒凝气滞，胸腹胀痛。②胃寒呕吐。③肾虚气喘。

【用法用量】煎服，1～5g，后下。

【使用注意】阴虚火旺者慎用。

【趣味歌诀】沉香问中指（温中止呕）哪窜（纳气平喘）气痛（行气止痛）。

【联想记忆】沉香问中指，哪里窜气作痛。

川　楝　子

速记歌诀

疏肝泄热川楝子，行气止痛杀虫积。

【速记要点】川楝子苦寒清泄，既能清肝火，又能疏肝郁，善治肝郁化火诸痛证。

【功效】疏肝泄热，行气止痛，杀虫。

【应用】①肝郁化火，脘腹、胸胁胀痛，疝气疼痛。②虫积腹痛。

【用法用量】煎服，5 ~ 10g。

【使用注意】脾胃虚寒者慎用。

【趣味歌诀】川楝子叔感谢（疏肝泄热）充（杀虫）气筒（行气止痛）。

【联想记忆】川楝子叔叔感谢充气筒。

乌　药

速记歌诀

行气止痛乌药温，遗尿尿频肾阳亏。

【速记要点】乌药能疏理气机，散寒止痛，用治三焦寒凝气滞疼痛。

【功效】行气止痛，温肾散寒。

【应用】①寒凝气滞，胸腹胀痛，经寒腹痛，疝气疼痛。②肾阳不足，遗尿尿频。

【用法用量】煎服，6 ~ 10g。

【趣味歌诀】乌药问婶焊（温肾散寒）气筒（行气止痛）。

【联想记忆】乌药询问婶婶如何焊接气筒。

荔 枝 核

速记歌诀

行气散结荔枝核，寒凝气结胃腹痛。

【速记要点】荔枝核能疏肝行气、散结消肿，用治寒凝气滞之肿块疼痛。

【功效】行气散结，祛寒止痛。

【应用】①寒疝腹痛。②胃脘胀痛，痛经。

【用法用量】煎服，5 ~ 10g。

【趣味歌诀】荔枝核去治（祛寒止痛）气结（行气散结）。

【联想记忆】荔枝核去医院治疗气郁导致的结块。

香 附

速记歌诀

香附疏肝妇科帅，理气宽中止腹痛。

【速记要点】香附辛散苦泄，主入肝经，善理肝气之郁结，为疏肝解郁之要药，被称为“气病之总司，女科之主帅”。

【功效】疏肝解郁，理气宽中，调经止痛。

【应用】①肝郁气滞，胸胁胀痛，寒疝腹痛。②肝郁气滞，痛经，月经不调。③脾胃气滞，脘腹胀满。

【用法用量】煎服，6 ~ 10g。醋炙可增强疏肝止痛作用。

【趣味歌诀】香附铜镜（止痛调经）里，七种（理气宽中）树干竭（疏肝解郁）。

【联想记忆】香附的铜镜里有七种树的树干枯竭。

佛　手

速记歌诀

疏肝和胃胸胁胀，湿痰咳嗽佛手香。

【速记要点】佛手辛香行散，既能疏肝行气，又能理气和中，用治肝胃不和之气滞胀痛。

【功效】疏肝理气，和中止痛，燥湿化痰。

【应用】①肝胃气滞，胸胁胀痛。②脾胃气滞，痞满食少。③湿痰咳嗽。

【用法用量】煎服，3 ~ 10g。

【趣味歌诀】佛手和中指（和中止痛）树干里（疏肝

理气）造花坛（燥湿化痰）。

【联想记忆】佛手和中指在树干里建造花坛。

玫瑰花

速记歌诀

肝胃气痛玫瑰花，行气和血止诸痛。

【速记要点】玫瑰花入肝胃经，既能疏肝，又可宽中；辛散温通，既能行气，又可活血。

【功效】行气解郁，和血，止痛。

【应用】①肝胃气痛，胁痛食少。②月经不调，经前乳房胀痛。③跌打伤痛。

【用法用量】煎服，3 ~ 6g。

【趣味歌诀】玫瑰花期雨雪（行气解郁，和血）止（止痛）。

【联想记忆】玫瑰花期短，遇到雨雪天就停止了。

薤白

速记歌诀

通阳散结行气滞，胸痹要药是薤白。

【速记要点】薤白辛散温通，善通胸阳之闭结，散阴寒之凝滞，为治胸痹要药。

【功效】通阳散结，行气导滞。

【应用】①胸痹心痛。②脘腹胀满，泻痢后重。

【用法用量】煎服，5 ~ 10g。

【趣味歌诀】薤白同杨三姐（通阳散结）治腥气（导滞行气）。

【联想记忆】薤白同杨三姐治理环境的腥气。

大　腹　皮

速记歌诀

行气宽中大腹皮，水肿胀满脚气肿。

【速记要点】大腹皮行气可宽中，可利水。

【功效】行气宽中，利水消肿。

【应用】①湿阻气滞，脘腹胀闷。②水肿胀满，脚气浮肿。

【用法用量】煎服，5 ~ 10g。

【趣味歌诀】大腹皮水中（利水消肿）行气（行气宽中）。

【联想记忆】大腹皮在水中行气船。

第十六章　消食药

◎ **性能特点**　味甘性平，主归脾、胃经。

◎ **功效**　消食化积，健胃和中。

◎ **应用**　饮食积滞。

◎ **配伍用药**

（1）气机阻滞者，配伍理气药。

（2）积滞化热者，配伍清热药或轻下之品。

（3）寒湿困脾者，配伍芳香化湿药。

（4）中焦虚寒者，配伍温中健脾药。

（5）脾胃素虚者，配伍益气健脾药。

◎ **使用注意**　气虚而无积滞者慎用。

山　　楂

速记歌诀

油腻肉积山楂酸，化浊降脂瘀滞散。

【速记要点】山楂功善消食，用治饮食积滞，为消化油腻肉食积滞之要药。

【功效】消食健胃，行气散瘀，化浊降脂。

【应用】①肉食积滞，腹痛泄泻，胃脘胀满。②疝气疼痛。③血瘀痛经，产后腹痛，胸痹心痛，心腹刺痛。④高脂血症。

【用法用量】煎服，9 ~ 12g。生山楂、炒山楂偏于消食散瘀；焦山楂偏于消食导滞。

【使用注意】脾胃虚弱而无积滞、胃酸过多者慎用。

【趣味歌诀】山楂市建委（消食健胃），执着（降脂化浊）散腥气（散瘀行气）。

【联想记忆】山楂市的建委，执着地疏散空气中的腥气。

六 神 曲

速记歌诀

食滞兼表六神曲。

【速记要点】神曲略兼解表之功，尤宜治食滞兼外感表证者。

【功效】消食和胃。

【应用】饮食积滞。

【用法用量】煎服，6 ~ 15g。消食宜炒焦。

【趣味歌诀】神曲微笑（和胃消食）。

【联想记忆】神曲露出微笑。

麦　芽

速记歌诀

米面薯芋积麦芽，健脾开胃断母乳。

【速记要点】麦芽能行气消食，尤善促进淀粉性食物的消化，善治米面薯芋类积滞。

【功效】行气消食，健脾开胃，回乳消胀。

【应用】①食积不化，脘腹胀满。②乳汁郁积，妇女断乳。③肝胃气痛，肝郁胁痛。

【用法用量】煎服，10 ~ 15g，回乳炒用 60g。

【使用注意】哺乳期妇女不宜使用。

【趣味歌诀】麦芽会入账（回乳消胀），渐批（健脾开胃）消腥气（消食行气）。

【联想记忆】麦芽会入账，渐渐地分批消除腥气。

稻　　芽

速记歌诀

稻芽健脾消食积。

【速记要点】 稻芽功效似麦芽，但其作用和缓。

【功效】 消食和中，健脾开胃。

【应用】 食积不消，脾虚食少。

【用法用量】 煎服，9 ~ 15g。炒稻芽偏于消食；焦稻芽善化积滞。

【趣味歌诀】 稻芽消失（消食和中）剪开（健脾开胃）。

【联想记忆】 剪开纸盒后，稻芽消失不见了。

莱 菔 子

速记歌诀

消食除胀莱菔子，降气化痰平咳喘。

【速记要点】 莱菔子味辛行散，能消食化积，尤善行气消胀；能化痰降气，用治咳喘痰多。

【功效】 消食除胀，降气化痰。

【应用】 ①饮食积滞，脘腹胀痛。②痰壅气逆，咳喘痰多。

【用法用量】煎服，5 ~ 12g。炒用消食下气化痰。

【使用注意】气虚及无食积、痰滞者慎用。

【趣味歌诀】莱菔子市长（消食除胀）讲花坛（降气化痰）。

【联想记忆】莱菔子市长讲花坛的美化作用。

鸡 内 金

速记歌诀

健脾消食鸡内金，通淋化石止遗尿。

【速记要点】鸡内金消食化积力强，用治各种食积证；可固精缩尿止遗；能化坚消石通淋，用治各种结石证。

【功效】健胃消食，涩精止遗，通淋化石。

【应用】①食积不消，呕吐泻痢。②遗尿、遗精。③石淋涩痛，胆胀胁痛。

【用法用量】煎服，3 ~ 10g；研末服，每次 1.5 ~ 3g。

【使用注意】脾虚无积滞者慎用。

【趣味歌诀】鸡内金市建委（消食健胃）已经（止遗涩精）赁画室（通淋化石）。

【联想记忆】鸡内金市建委已经租赁了一间画室。

第十七章　驱虫药

◎ **性能特点**　入脾、胃、大肠经。

◎ **功效**　驱虫、杀虫。

◎ **应用**　虫证。

◎ **配伍用药**

（1）大便秘结者，配伍泻下药。

（2）兼有积滞者，配伍消积导滞药。

（3）脾胃虚弱者，配伍健脾和胃药。

（4）体质虚弱者，先补后攻或攻补兼施。

◎ **使用注意**

（1）素体虚弱、年老体衰及孕妇慎用，要控制剂量，防止中毒或损伤正气。

（2）驱虫药一般应在空腹时服用。

扫码查看未收录中药

使 君 子

速记歌诀

杀虫使君善驱蛔，小儿疳积忌浓茶。

【速记要点】使君子味甘气香，性温入脾，为驱蛔要药，兼能健脾，尤宜于小儿蛔虫。

【功效】杀虫，消积。

【应用】①蛔虫病，蛲虫病。②小儿疳积。

【用法用量】使君子 9 ~ 12g，捣碎入煎剂；使君子仁 6 ~ 9g，多入丸散，作 1 ~ 2 次分服。小儿每岁 1 ~ 1.5 粒，炒香嚼服，每日不超过 20 粒。

【使用注意】大量服用可致呃逆、眩晕、呕吐、腹泻等反应。服用时当忌饮浓茶。

【趣味歌诀】使君子杀鸡（杀虫，消积）。

【联想记忆】使君子杀鸡做菜。

苦楝皮

速记歌诀

苦楝杀虫为谱广，效强有毒疥癣痒。

【速记要点】苦楝皮苦寒有毒，有较强的杀虫之功，可治多种寄生虫病；又能清热燥湿，杀虫止痒，用治疥疮。

【功效】杀虫，疗癣。

【应用】①蛔虫病，蛲虫病。②疥癣瘙痒。

【用法用量】煎服，3 ~ 6g。

【使用注意】孕妇、脾胃虚寒及肝肾功能不全者慎用。

【趣味歌诀】苦楝皮重聊（杀虫，疗癣）。

【联想记忆】苦楝皮重新聊天。

槟榔

速记歌诀

杀虫消积宜绦虫，槟榔行气疟利水。

【速记要点】槟榔可治多种肠道寄生虫病，以泻下作用驱除虫体为其优点，尤善治绦虫；辛散苦泄，善行胃肠之气而消积导滞。

【功效】杀虫，消积，行气，利水，截疟。

【应用】①绦虫病，蛔虫病，姜片虫病。②食积气滞，腹胀便秘，湿热泻痢。③水肿，脚气。④疟疾。

【用法用量】煎服，3～10g。驱绦虫、姜片虫30～60g。焦槟榔功能消食导滞。

【使用注意】气虚下陷、脾虚便溏者忌用；孕妇慎用。

【趣味歌诀】槟榔杀鸡（杀虫，消积）接（截疟）汽水（行气，利水）。

【联想记忆】槟榔杀完鸡，接着买汽水来庆祝节日。

第十八章　止血药

◎ **性能特点**　多归心、肝经。

◎ **功效**　止血。

◎ **应用**　各种出血病证。

◎ **分类、作用与适应证**

（1）凉血止血药——凉血止血——血热出血证。

（2）化瘀止血药——化瘀止血——瘀血出血证。

（3）收敛止血药——收敛止血——各种出血证。

（4）温经止血药——温经止血——虚寒性出血证。

◎ **配伍用药**

（1）根据出血证的病因病机的不同，选择相应的止血药和配伍：①血热出血者，选用凉血止血药，并配伍泻火凉血药。②瘀血内阻，血不循经之出血者，宜选用化瘀止血药。③虚寒性出血，宜选用温经止血药或收敛止血药，配伍益气健脾药。④阴虚火旺阳亢之出血者，宜配伍滋阴降火潜阳药。

（2）衄血、吐血等上部出血病证，可配伍沉降之品；便血、崩漏等下部出血病证，可配伍升举之品。

◎ **使用注意**

（1）“止血不留瘀”，凉血止血药和收敛止血药易凉遏留瘀，故出血兼有瘀滞者不宜单独使用。

（2）若出血过多，气随血脱者，当急投大补元气之药。

第一节　凉血止血药

小　蓟

速记歌诀

血淋尿血小蓟凉，散瘀解毒消痈肿。

【速记要点】小蓟功能凉血止血，兼利尿，善治尿血、血淋。

【功效】凉血止血，散瘀解毒消痈。

【应用】①血热吐血、衄血、便血、血淋、尿血、崩漏、外伤出血。②疮痈肿毒。

【用法用量】煎服，5 ~ 12g。

【趣味歌诀】两只（凉血止血）小鸡（小蓟）散余（散瘀）毒（解毒消痈）。

【联想记忆】两只小鸡消散剩余的热毒。

大　蓟

速记歌诀

大蓟凉血散瘀毒，血热出血疮痈肿。

【速记要点】大蓟凉血止血、解毒消痈力强，多用于吐血、咳血及崩漏下血。

【功效】凉血止血，散瘀解毒消痈。

【应用】①血热吐血、衄血、便血、血淋、尿血、崩漏、外伤出血。②疮痈肿毒。

【用法用量】煎服，9 ~ 15g。

【趣味歌诀】两只（凉血止血）大鸡（大蓟）散余（散瘀）毒（解毒消痈）。

【联想记忆】两只大鸡消散剩余的热毒。

地　榆

速记歌诀

地榆凉血便血痢，解毒敛疮烧烫伤。

【速记要点】地榆既能凉血止血，又能收敛止血，用治多种血热出血证，善治下焦血热之便血、痔血、血痢及崩漏；苦寒清热，味酸敛疮，为烧烫伤之要药。

【功效】凉血止血，解毒敛疮。

【应用】①血热便血、血痢、痔血、崩漏。②水火烫伤、疮痈肿毒。

【用法用量】煎服，9 ~ 15g。止血多炒炭用，解毒敛疮多生用。

【使用注意】凡虚寒性出血及有瘀者慎用。对于大面积烧伤患者，不宜使用地榆制剂外涂。

【趣味歌诀】地榆独练（解毒敛疮）两肢（凉血止血）。

【联想记忆】地榆单独锻炼两下肢的力量。

槐 花

速记歌诀

便血痔血入大肠，槐花清肝止头晕。

【速记要点】槐花苦降下行，善清大肠火热，故善治大肠火盛之便血、痔血、血痢。

【功效】凉血止血，清肝泻火。

【应用】①血热便血、血痢、痔血。②肝火目赤，头痛眩晕。

【用法用量】煎服，5 ~ 10g。止血多炒炭用，清热泻火宜生用。

【使用注意】脾胃虚寒及阴虚内热而无实火者慎用。

【趣味歌诀】两只（凉血止血）槐花清肝火（清肝泻火）。

【联想记忆】两只槐花可以清肝火。

侧　柏　叶

速记歌诀

凉血止血侧柏叶，化痰止咳生乌发。

【速记要点】侧柏叶苦寒清热，味涩收敛，用治各种出血证，以血热者为宜；长于清肺化痰，用治痰热咳喘；性寒入血，能生发乌发。

【功效】凉血止血，化痰止咳，生发乌发。

【应用】①血热吐血、咳血、衄血、便血、崩漏下血。②肺热咳嗽。③血热脱发，须发早白。

【用法用量】煎服，6 ~ 12g。化痰止咳宜生用，止血多炒炭用。

【趣味歌诀】侧柏叶两只（凉血止血）坦克（化痰止咳）剩五发（生发乌发）。

【联想记忆】侧柏叶的两只坦克剩下五发炮弹。

白茅根

速记歌诀

茅根凉血亦清热，肺胃热盛兼利尿。

【速记要点】白茅根功能凉血止血，用治多种血热出血证，尤宜于尿血、血淋；善清肺胃之热，又能清热利尿，用治肺热咳嗽、胃热呕吐和热淋涩痛。

【功效】凉血止血，清热利尿。

【应用】①血热咳血、吐血、尿血。②热病烦渴，胃热呕吐，肺热咳嗽。③湿热黄疸，热淋涩痛，水肿尿少。

【用法用量】煎服，9 ~ 30g。清热利尿宜生用，止血多炒炭用。

【趣味歌诀】两只（凉血止血）白猫（白茅根）请鹂鸟（清热利尿）。

【联想记忆】两只白猫请黄鹂鸟来做客。

苎麻根

速记歌诀

凉血止血苎麻根，胎动胎漏热毒疮。

【速记要点】苎麻根可用治各种血热出血，又能清热安胎。

【功效】凉血止血，安胎，清热解毒。

【应用】①血热出血。②热盛胎漏，胎动不安。③疮痈肿毒。

【用法用量】煎服，10 ~ 30g。

【趣味歌诀】苎麻根两支（凉血止血）太（安胎）热毒（清热解毒）。

【联想记忆】苎麻根两支用量过多，药性太热毒。

羊　蹄

速记歌诀

羊蹄凉血止出血，疥癣疮疡热结秘。

【速记要点】羊蹄苦涩性寒，既能凉血，又能收敛止血，用治多种出血证；能解毒止痒以疗癣，泻热通便似大黄。

【功效】凉血止血，解毒杀虫，泻下通便。

【应用】①血热出血。②疥癣，疮疡，烧烫伤。③热结便秘。

【用法用量】煎服，10 ~ 15g。

【趣味歌诀】羊蹄两只（凉血止血）毒虫（解毒杀虫）下边（泻下通便）。

【联想记忆】羊蹄住在两只毒虫的下边。

第二节　化瘀止血药

三　七

速记歌诀

化瘀止血参三七，伤科要药消肿痛。

【速记要点】三七功善止血，又能祛瘀，有止血不留瘀、化瘀不伤正的特点，尤宜于出血证兼血瘀者。

【功效】散瘀止血，消肿定痛。

【应用】①咳血，吐血，尿血，便血，衄血，崩漏，外伤出血。②血滞胸腹刺痛，跌打损伤。

【用法用量】煎服，3～9g；研末吞服，1次1～3g。

【使用注意】孕妇慎用。阴虚血热之出血不宜单用。

【趣味歌诀】三七三指（散瘀止血）肿痛（消肿定痛）。

【联想记忆】三七的三个手指又肿又痛。

茜　草

速记歌诀

血热夹瘀出血证，茜草跌仆经络闭。

【速记要点】茜草味苦性寒，既能凉血止血，又能化瘀止血，对血热夹瘀之出血证尤宜。

【功效】凉血，祛瘀，止血，通经。

【应用】①衄血，吐血，崩漏，外伤出血。②瘀阻经闭，跌仆损伤，风湿痹痛。

【用法用量】煎服，6 ~ 10g。活血通经生用或酒炒用，止血炒炭用。

【趣味歌诀】茜草两肢去（凉血，止血，祛瘀）动（通经）。

【联想记忆】茜草去活动两下肢。

蒲　黄

速记歌诀

蒲黄止血化瘀强，血滞诸痛淋涩痛。

【速记要点】蒲黄有止血不留瘀之特点，出血证无论寒热，有无瘀滞，均可应用。

【功效】止血，化瘀，利尿通淋。

【应用】①咳血，吐血，衄血，崩漏，外伤出血。②血滞经闭痛经，胸腹刺痛。③血淋涩痛。

【用法用量】煎服，5 ~ 10g，包煎。止血多炒炭用，化瘀、利尿多生用。

【使用注意】孕妇慎用。

【趣味歌诀】蒲黄只学画（止血，化瘀）李林（利尿通淋）。

【联想记忆】蒲黄只学习画李林的肖像。

花 蕊 石

速记歌诀

化瘀止血花蕊石，咳血吐血跌仆伤。

【速记要点】花蕊石既能散瘀，又能收敛止血，适用于兼有瘀滞的各种出血证。

【功效】化瘀止血。

【应用】①咳血，吐血，外伤出血。②跌仆伤痛。

【用法用量】研末吞服，4.5 ~ 9g。

【使用注意】孕妇慎用。

【趣味歌诀】花蕊石花枝（化瘀止血）。

【联想记忆】花蕊石看到了带花蕾的树枝。

第三节　收敛止血药

白　及

速记歌诀

肺胃出血白及敛，皮肤皲裂烧烫伤。

【速记要点】白及味涩质黏，入肺胃经，善治肺胃出血。

【功效】收敛止血，消肿生肌。

【应用】①吐血，咳血，外伤出血。②皮肤皲裂，疮疡肿毒，烧烫伤。

【用法用量】煎服，6 ~ 15g；研末吞服 3 ~ 6g。

【使用注意】不宜与川乌、草乌、附子同用。

【趣味歌诀】白及收治（收敛止血）消极（消肿生肌）。

【联想记忆】白及收治消极怠工的人。

仙　鹤　草

速记歌诀

鹤草止血止泻痢，疟疾疮痈脱力伤。

【速记要点】仙鹤草味涩收敛，功能收敛止血，用治各种出血证；又能涩肠止泻，尤宜治血痢；有补虚强壮作用，用治劳力过度的脱力劳伤。

【功效】收敛止血，止痢，截疟，解毒，补虚。

【应用】①吐血，咳血，尿血，便血，崩漏下血。②血痢，久泻久痢。③疟疾寒热。④疮痈肿毒。⑤带下阴痒。⑥脱力劳伤。

【用法用量】煎服，6 ~ 12g。

【趣味歌诀】仙鹤草竭力（截疟，止痢）收治（收敛止血）毒（解毒）不虚（补虚）。

【联想记忆】仙鹤草竭力收治中毒且身体不虚弱的人。

紫 珠 叶

速记歌诀

凉血收敛紫珠叶，热毒疮疡烧烫伤。

【速记要点】紫珠叶既能收敛止血，又能凉血止血，用治各种出血，尤宜于肺胃出血。

【功效】凉血收敛止血，散瘀解毒消肿。

【应用】①咳血，吐血，便血，衄血，外伤出血。②热毒疮疡，水火烫伤。

【用法用量】煎服，3 ~ 15g；研末吞服 1.5 ~ 3g。

【趣味歌诀】紫珠叶两手指（凉血收敛止血）遇毒枭（散瘀解毒消肿）。

【联想记忆】紫珠叶的两只手指遇到毒枭。

棕　榈　炭

速记歌诀

收敛止血棕榈炭，吐血衄血诸血证。

【速记要点】棕榈炭味苦而涩，为收敛止血之良药，收敛性强，以治出血无瘀滞者为宜。

【功效】收敛止血。

【应用】衄血，吐血，便血，尿血，崩漏。

【用法用量】煎服，3 ~ 9g。

【使用注意】出血兼有瘀滞者不宜使用。

【趣味歌诀】棕榈炭收治（收敛止血）。

【联想记忆】棕榈炭收治出血的患者。

血余炭

速记歌诀

收敛止血血余炭，内外出血小便涩。

【速记要点】血余炭既能收敛止血，又能化瘀，有止血不留瘀之特点。

【功效】收敛止血，化瘀，利尿。

【应用】①咳血，吐血，尿血，血淋，便血，崩漏，外伤出血。②小便不利。

【用法用量】煎服，5 ~ 10g。

【趣味歌诀】血余炭收治雪（收敛止血）花（化瘀）狸（利尿）。

【联想记忆】血余炭收容并治疗雪花狸身上的伤口。

藕节

速记歌诀

藕节化瘀敛止血。

【速记要点】藕节止血不留瘀，尤善治咳血、吐血等上部出血。

【功效】收敛止血，化瘀。

【应用】衄血，咳血，吐血，崩漏。

【用法用量】煎服，9 ~ 15g。

【趣味歌诀】藕节收只雪（收敛止血）鱼（化瘀）。

【联想记忆】藕节收到一只雪鱼。

第四节　温经止血药

艾　叶

速记歌诀

艾叶温经止崩漏，调经安胎止痒洗。

【速记要点】艾叶辛香温散，为温经止血之要药，用于虚寒性出血证，善治崩漏。

【功效】温经止血，散寒止痛，调经，安胎；外用祛湿止痒。

【应用】①虚寒性崩漏，吐血，衄血，月经过多。②少腹冷痛，经寒不调，宫冷不孕。③胎漏下血，胎动不安。④湿疹瘙痒。

【用法用量】煎服，3 ~ 9g。

【趣味歌诀】艾叶蚊子（温经止血）三只（散寒止痛）跳井台（调经，安胎），外石羊（外用祛湿止痒）。

【联想记忆】艾叶把三只蚊子逼得跳下井台，外面有一只石羊。

炮　姜

速记歌诀

温经止血炮姜炭，脾胃虚寒痛吐泻。

【速记要点】炮姜辛热，主入脾经，能温经止血，用治脾胃虚寒之出血证。

【功效】温经止血，温中止痛。

【应用】①脾胃虚寒，吐血便血。②脾胃虚寒，腹痛吐泻。

【用法用量】煎服，3 ~ 9g。

【趣味歌诀】炮姜蚊子（温经止血）吻中指（温中止痛）。

【联想记忆】炮姜被蚊子亲吻了中指。

灶　心　土

速记歌诀

温中止血灶心土，胃寒呕吐脾虚泻。

【速记要点】灶心土温暖脾胃而止血，善治吐血、便血；性温入中焦，长于止呕、止泻。

【功效】温中止血，止呕，止泻。

【应用】①虚寒性出血。②胃寒呕吐。③脾虚久泻。

【用法用量】布包先煎，15 ~ 30g。煎汤代水，60 ~ 120g。

【趣味歌诀】灶心土蚊子（温中止血）吐泻（止吐，止泻）。

【联想记忆】灶心土看见蚊子又吐又泻。

第十九章　活血化瘀药

◎ **性能特点**　味辛，部分动物类药物味咸，入心、肝经。

◎ **功效**　活血化瘀。

◎ **应用**　瘀血证。

◎ **分类、作用与适应证**

（1）活血止痛药——活血行气止痛——血瘀气滞诸痛证。

（2）活血调经药——活血化瘀调经——月经不调等各种瘀血证。

（3）活血疗伤药——活血化瘀疗伤——跌打损伤等各种瘀血证。

（4）破血消癥药——破血消癥——癥瘕积聚等各种瘀血证。

◎ **配伍用药**

（1）常配伍行气药，增强活血化瘀之力。

（2）因寒凝者，配伍温里散寒药。

（3）因火热而瘀热互结者，配伍清热凉血药。

（4）因痰湿阻滞者，配伍化痰除湿药。

（5）因体虚致瘀者或久瘀致虚者，配伍补益药。

◎ **使用注意**　活血化瘀药行散走窜，易耗血动血，孕妇尤当慎用或忌用。

第一节　活血止痛药

川　芎

速记歌诀

血瘀气滞痛川芎，祛风止痛行头目。

【速记要点】川芎辛香温散，既能活血，又能行气，故善止痛，用治血瘀气滞诸痛证。因其"上行头目"，为治头痛之要药。

【功效】活血行气，祛风止痛。

【应用】①血瘀气滞，胸痹心痛，胸胁刺痛，经闭痛经，月经不调，跌仆肿痛，癥瘕腹痛。②头痛。③风湿痹证。

【用法用量】煎服，3 ~ 10g。

【使用注意】阴虚阳亢之头痛，阴虚火旺，月经过多及出血性疾病，不宜使用。孕妇慎用。

【趣味歌诀】川芎学星期（活血行气）祛风筒（祛风止痛）。

【联想记忆】川芎学习了一个星期祛风筒的用法。

延 胡 索

速记歌诀

上下诸痛延胡索，活血行气醋制强。

【速记要点】延胡索辛散温通，既能活血，又能行气，用治血瘀气滞诸痛证。李时珍谓其“能行血中气滞，气中血滞，故专治一身上下诸痛”。

【功效】活血，行气，止痛。

【应用】气血瘀滞，胸痹心痛，胸胁、脘腹疼痛，经闭痛经，产后腹痛，跌仆肿痛。

【用法用量】煎服，3 ~ 10g；研末服，每次 1.5 ~ 3g。醋制可增强止痛作用。

【趣味歌诀】延胡索学（活血）气（行气）筒（止痛）。

【联想记忆】延胡索学习使用气筒。

郁 金

速记歌诀

活血行气退黄疸，郁金清心凉血热。

【速记要点】郁金既能活血，又能行气，用治血瘀气滞诸痛证；性寒清热，可清心开窍，用治热病神昏；可凉血止血，用治血热吐衄；能清利肝胆湿热，用治黄疸。

【功效】活血止痛，行气解郁，清心凉血，利胆退黄。

【应用】①气滞血瘀，胸痹心痛，胸胁刺痛，经闭痛经，月经不调。②热病神昏，癫痫发狂。③血热吐衄。④肝胆湿热，黄疸，胁痛。

【用法用量】煎服，3 ~ 10g。

【使用注意】不宜与丁香同用。

【趣味歌诀】郁金学织（活血止痛）渔星期（解郁行气），清心学（清心凉血）蛋黄（利胆退黄）。

【联想记忆】郁金学习一个星期织渔网，清心学习蛋黄的做法。

姜　黄

速记歌诀

活血行气姜黄温，肩臂痹痛除风湿。

【速记要点】姜黄辛散苦泄，既入血分，又入气分，善治血瘀气滞诸痛证；性温散寒，可祛除风寒湿邪，长于行肩臂而除痹痛。

【功效】活血行气，通经止痛。

【应用】①气滞血瘀，胸痹心痛，胸胁刺痛，痛经经闭，跌仆肿痛，癥瘕。②风湿肩臂疼痛。

【用法用量】煎服，3 ～ 10g。

【使用注意】孕妇慎用。

【趣味歌诀】姜黄学星期（活血行气），懂精致（通经止痛）。

【联想记忆】姜黄学习一个星期，懂得精致的生活。

乳　香

速记歌诀

乳香活血偏行气，瘀阻疼痛伤科药。

【速记要点】乳香既能活血，又能行气，用治血瘀气滞诸痛证，常与没药相须配伍；功能消肿生肌，善治跌打损伤，为外伤科要药。

【功效】活血定痛，消肿生肌。

【应用】①跌打损伤，疮痈肿痛。②气滞血瘀，胸痹心痛，痛经经闭，产后瘀阻，风湿痹痛，癥瘕。

【用法用量】煎服或入丸散，3 ~ 5g，宜炮制去油。

【使用注意】孕妇及胃弱者慎用。

【趣味歌诀】乳香活动（活血定痛）消极（消肿生肌）。

【联想记忆】乳香参加活动很消极。

没 药

速记歌诀

没药行气偏活血，瘀阻疼痛伤科药。

【速记要点】没药偏于散血化瘀，治疗血瘀气滞较重之胃痛；乳香偏于行气、伸筋，治疗痹证。

【功效】活血定痛，消肿生肌。

【应用】没药的功效主治与乳香相似，常与乳香相须为用。

【用法用量】入丸散用，3 ~ 5g，炮制去油。

【使用注意】孕妇及胃弱者慎用。

【趣味歌诀】没药活动（活血定痛）消极（消肿生肌）。

【联想记忆】没药参加活动很消极。

五 灵 脂

速记歌诀

活血止痛五灵脂，瘀滞出血诸痛证。

【速记要点】五灵脂功善化瘀止痛，为治瘀滞疼痛的要药；既能活血，又能止血，用治瘀血内阻之出血证。

【功效】活血止痛，化瘀止血。

【应用】①瘀血阻滞诸痛证。②瘀滞出血证。

【用法用量】煎服，3 ~ 10g，包煎。

【使用注意】不宜与人参同用。孕妇慎用。

【趣味歌诀】五灵脂活动（活血止痛）花枝（化瘀止血）。

【联想记忆】五灵脂活动一下带花朵的枝条。

降　　香

速记歌诀

降香行气活止血，胁痛胸痹吐衄血。

【速记要点】降香既能活血，又能行气，用治血瘀气滞诸痛证。能化瘀止血，尤宜于跌打损伤等出血证；性善沉降，可降气止呕。

【功效】化瘀止血，理气止痛。

【应用】①肝郁胁痛，胸痹，跌仆伤痛。②吐血，衄血，外伤出血。③秽浊中阻，呕吐腹痛。

【用法用量】煎服，9 ~ 15g，宜后下。

【趣味歌诀】降香花枝（化瘀止血）七桶（理气止痛）。

【联想记忆】降香买了七桶花枝。

第二节　活血调经药

扫码查看未收录中药

丹　参

速记歌诀

丹参活血止瘀痛，凉血消痈安心神。

【速记要点】丹参苦泄，归心肝经，功善活血，用治瘀血诸证；性寒凉血，用治疮痈；性寒清心，用治失眠。

【功效】活血祛瘀，通经止痛，清心除烦，凉血消痈。

【应用】①瘀血阻滞之月经不调，痛经经闭。②血瘀胸痹心痛，脘腹胁痛，热痹疼痛，跌打损伤，癥瘕积聚。③痈肿疮疡。④心烦不眠。

【用法用量】煎服，10 ~ 15g。活血化瘀宜酒炙用。

【使用注意】不宜与藜芦同用。

【趣味歌诀】丹参削去鱼（活血祛瘀）桶（通经止痛），学校（凉血消痈）请新饭（清心除烦）。

【联想记忆】丹参削去鱼桶的绳索，学校请吃新的饭菜。

红　花

速记歌诀

活血散瘀红花温，瘀血诸痛消斑疹。

【速记要点】红花辛散温通，功能活血祛瘀，用治瘀血诸证，常与桃仁配伍使用；能化瘀消斑，用治瘀热斑疹。

【功效】活血通经，散瘀止痛。

【应用】①瘀血阻滞，痛经经闭。②瘀滞腹痛，胸胁刺痛，胸痹心痛，癥瘕痞块。③跌打损伤，疮疡肿痛。④郁热瘀滞，斑疹色暗。

【用法用量】煎服，3 ~ 10g。

【使用注意】孕妇慎用；有出血倾向者不宜多用。

【趣味歌诀】红花削去鱼（活血祛瘀）桶（通经止痛）。

【联想记忆】红花削去鱼桶的绳索。

桃　仁

速记歌诀

桃仁祛瘀止咳喘，肺痈肠痈润肠燥。

【速记要点】桃仁味苦通泄，祛瘀力强，用治各种瘀血病证。与红花不同，桃仁又能止咳，用治咳喘；富含油脂，能润肠通便。

【功效】活血祛瘀，止咳平喘，润肠通便。

【应用】①瘀血阻滞之痛经经闭，产后腹痛，跌打损伤，癥瘕痞块。②咳嗽气喘。③肠燥便秘。④肺痈，肠痈。

【用法用量】煎服，5～10g。

【使用注意】孕妇及便溏者慎用。

【趣味歌诀】桃仁学去渔（活血祛瘀）场（润肠通便）客串（止咳平喘）。

【联想记忆】桃仁学习去渔场客串工人。

益　母　草

速记歌诀

活血调经益母草，水肿疮痈跌打伤。

【速记要点】益母草辛散苦泄，功善活血调经，为妇科经产要药；能利水消肿，尤宜于水瘀互结的水肿；性寒清热，用治热毒疮痈。

【功效】活血调经，利水消肿，清热解毒。

【应用】①瘀滞月经不调，痛经经闭。②水肿血淋。③疮痈肿毒，跌打损伤。

【用法用量】煎服，9 ~ 30g。

【使用注意】孕妇慎用。

【趣味歌诀】益母草活跳井（活血调经），水中（利水消肿）清洁毒（清热解毒）。

【联想记忆】益母草活着跳下井，在水中清洁消毒。

牛　膝

速记歌诀

牛膝下行化瘀血，补肾强骨利尿淋。

【速记要点】牛膝归肝肾经，性善下行，长于活血，善治下焦瘀血证；能利尿，用治下焦水肿淋证；能补益肝肾，用治肝肾亏虚之腰膝酸痛；沉降下行，可治病势上逆之火热上攻、上焦出血、阴虚阳亢者。

【功效】逐瘀通经，补肝肾，强筋骨，利尿通淋，引血下行。

【应用】①瘀血阻滞之经闭，痛经。②跌打伤痛。③腰膝酸痛。④淋证，水肿。⑤气火上逆之牙痛口疮、吐血衄血，阴虚阳亢之头痛眩晕。

【用法用量】煎服，5 ~ 12g。补肝肾、强筋骨宜酒炙用，其余宜生用。

【使用注意】孕妇慎用。

【趣味歌诀】牛膝逐鱼桶（逐瘀通经），补干劲（补肝肾，强筋骨），李林（利尿通淋）学下行（引血下行）。

【联想记忆】牛膝追逐鱼桶，补足干劲，李林学习下行。

鸡　血　藤

速记歌诀

活血补血鸡血藤，舒筋活络风湿痛。

【速记要点】鸡血藤既能活血，又能补血，为妇科调经要药；能养血荣筋，为治经络不畅，肢体疼痛、麻木的常用药。

【功效】活血补血，调经止痛，舒筋活络。

【应用】①痛经闭经，月经不调。②风湿痹痛，血虚萎黄。

【用法用量】煎服，9 ~ 15g。

【趣味歌诀】鸡血藤不学活（补血活血），精通（调经止痛）筋络（舒筋活络）。

【联想记忆】鸡血藤不学干活，精通筋络的分布。

扫码查看未收录中药

第三节 活血疗伤药

土 鳖 虫

速记歌诀

破血逐瘀土鳖虫，续筋接骨瘀滞痛。

【速记要点】土鳖虫味咸性寒，归肝经，性善走窜，活血力强，为伤科疗伤常用药；能破血消癥，用治瘀血日久，癥瘕痞块。

【功效】破血逐瘀，续筋接骨。

【应用】①癥瘕痞块，血瘀经闭，产后腹痛。②跌打损伤，骨折筋伤。

【用法用量】煎服，3 ~ 10g。

【使用注意】孕妇禁用。

【趣味歌诀】土鳖虫婆煮鱼（破血逐瘀）筋骨（续筋接骨）。

【联想记忆】土鳖虫的外婆煮鱼筋骨当晚饭。

马　钱　子

速记歌诀

通络散结马钱子，顽痹瘫痪痈疽疮。

【速记要点】马钱子长于止痛，为伤科止痛要药；开通经络，透达关节，用治顽痹疼痛；毒性较大，可攻毒散结，用治疮痈。

【功效】通络止痛，散结消肿。

【应用】①跌打骨折。②风湿顽痹。③咽喉肿痛，痈疽疮毒。

【用法用量】入丸散用，0.3 ~ 0.6g。

【使用注意】孕妇禁用；不宜多服、久服及生用。运动员慎用；外用不宜大面积涂敷。

【趣味歌诀】马钱子摞只桶（通络止痛），三姐笑（散结消肿）。

【联想记忆】马钱子摞了一只桶，三姐笑了。

自　然　铜

速记歌诀

散瘀止痛自然铜，跌打骨折瘀肿痛。

【速记要点】自然铜辛散性平，入肝经，功能活血疗伤，长于促进骨折的愈合，为伤科要药。

【功效】散瘀止痛，续筋接骨。

【应用】跌打骨折，瘀肿疼痛。

【用法用量】入丸散服，3 ~ 9g。

【使用注意】孕妇慎用。不宜久服。

【趣味歌诀】自然铜三只（散瘀止痛）筋骨（续筋接骨）。

【联想记忆】自然铜治好了三只筋骨。

骨碎补

速记歌诀

活血疗伤骨碎补，肾虚骨弱耳鸣聋。

【速记要点】骨碎补苦温，入肝肾经，善补骨碎而得名，为伤科要药；能温补肾阳，强筋健骨，用治肾阳虚证。

【功效】活血疗伤止痛，补肾强骨；外用消风祛斑。

【应用】①跌仆闪挫，骨折筋伤。②肾虚腰痛，耳鸣耳聋，久泻。

【用法用量】煎服，3 ~ 9g。

【使用注意】阴虚火旺、血虚风燥者及孕妇慎用。

【趣味歌诀】骨碎补学（活血疗伤止痛）神枪（补肾强骨），消去外敌（外用消风祛斑）。

【联想记忆】骨碎补学习当一名神枪手，消去外敌。

第四节　破血消癥药

莪　术

速记歌诀

莪术破血善行气，瘀血癥瘕食积胀。

【速记要点】莪术辛散苦泄温通，既能破血，又能行气，用治血瘀气滞日久所致癥瘕，与三棱相须为用。

【功效】破血行气，消积止痛。

【应用】①癥瘕痞块，胸痹心痛，瘀血经闭。②食积气滞，脘腹胀满。

【用法用量】煎服，6 ~ 9g。醋制可加强祛瘀止痛作用。

【使用注意】月经过多者及孕妇禁用。

【趣味歌诀】莪术消极捅（消积止痛）破血（破血行气）。

【联想记忆】莪术消极地捅破皮肉导致出血，真痛。

三　棱

速记歌诀

三棱行气善破血，瘀血癥瘕食积胀。

【速记要点】三棱功效主治与莪术相似，二者相须为用。三棱偏于破血，莪术偏于破气。

【功效】破血行气，消积止痛。

【应用】①癥瘕痞块，胸痹心痛，瘀血经闭。②食积气滞，脘腹胀满。

【用法用量】煎服，5 ~ 10g。醋制可加强祛瘀止痛作用。

【使用注意】月经过多者及孕妇禁用。不宜与芒硝同用。

【趣味歌诀】三棱消极捅（消积止痛）破血（破血行气）。

【联想记忆】三棱消极地捅破皮肉导致出血，真痛。

水 蛭

速记歌诀

破血逐瘀水蛭强，中风跌打瘀滞痛。

【速记要点】水蛭咸苦入肝经，破血消癥力强，用治瘀血重症。

【功效】破血通经，逐瘀消癥。

【应用】①癥瘕痞块，血瘀经闭。②中风偏瘫，跌打损伤，心腹疼痛。

【用法用量】煎服，1 ~ 3g。

【使用注意】月经过多者及孕妇禁用。

【趣味歌诀】水蛭破桶（破血通经）遇小郑（逐瘀消癥）。

【联想记忆】水蛭拎着破桶，遇到了小郑。

虻 虫

速记歌诀

虻虫破血消癥积，跌打损伤瘀滞痛。

【速记要点】虻虫性烈善破，用治瘀血重症；有活血疗伤、消肿止痛之功。

【功效】破血逐瘀，消癥散积。

【应用】①血瘀经闭，癥瘕痞块。②跌打损伤，瘀滞肿痛。

【用法用量】煎服，1 ~ 1.5g；研末服，每次 0.3g。

【使用注意】体虚无瘀、腹泻者不宜使用。孕妇禁用。

【趣味歌诀】虻虫坡遇（破血逐瘀）小郑（消癥散积）。

【联想记忆】虻虫在山坡上遇到小郑。

斑 蝥

速记歌诀

斑蝥破血消癥积，痈疽瘰疬恶疮癣。

【速记要点】斑蝥辛散温通，能破血消癥，用治瘀血重症；有大毒，外用以毒攻毒，用治疮痈疥癣。

【功效】破血逐瘀，散结消癥，攻毒蚀疮。

【应用】①癥瘕，瘀滞经闭。②痈疽恶疮，顽癣，瘰疬。

【用法用量】内服，0.03 ~ 0.06g，炮制后多入丸散用。研末或浸酒、醋，或制油膏涂敷患处，不宜大面积用。

【使用注意】本品有大毒，内服宜慎，孕妇禁用。外用不宜久敷和大面积使用。

【趣味歌诀】斑蝥坡遇（破血逐瘀）小郑（散结消癥），堵石窗（攻毒蚀疮）。

【联想记忆】斑蝥在山坡上遇到小郑，正在封堵石屋的窗户。

穿山甲

速记歌诀

消癥通经穿山甲，消肿排脓搜风络。

【速记要点】穿山甲功专行散，能活血消癥；通达畅行气血，消肿排脓，可使脓未成者消散，脓已成者速溃；性善走窜，内达脏腑，外通经络，用治经络不通之证。

【功效】活血消癥，通经下乳，消肿排脓，搜风通络。

【应用】①癥瘕，血滞经闭。②产后乳汁不下。③疮痈肿毒，瘰疬。④风湿痹痛，中风瘫痪。

【用法用量】煎服，5 ~ 10g。

【使用注意】痈肿已溃者忌用；孕妇慎用。

【趣味歌诀】穿山甲学小郑（活血消癥），惊吓（通经下乳）中（消肿排脓）风了（搜风通络）。

【联想记忆】穿山甲学习小郑，受到惊吓后中风了。

第二十章　化痰止咳平喘药

◎ **性能特点**　化痰药味苦、辛。止咳平喘药归肺经，味苦居多，兼辛、甘之味。

◎ **功效**　祛痰、消痰；止咳平喘。

◎ **应用**　痰证；咳嗽气喘。

◎ **分类、作用与适应证**

（1）温化寒痰药——温肺祛寒，燥湿化痰——寒痰、湿痰证。

（2）清化热痰药——清热化痰——热痰、燥痰证。

（3）止咳平喘药——止咳平喘——咳嗽气喘。

◎ **配伍用药**

（1）咳喘常多夹痰，痰多易发咳嗽，故化痰药常与止咳平喘药配伍。

（2）“脾为生痰之源”，脾虚津液不归正化而聚湿生痰，故配健脾燥湿药同用。痰易阻滞气机，“气滞则痰凝，气行则痰消”，故配理气药同用。

（3）痰证临床表现多样，根据病证、病因、病机的不同，分别配伍温里药、清热药、平肝息风药、安神药等。

（4）因外感所致咳喘者，配伍解表药；火热所致咳喘者，配伍清热泻火药；里寒者，配温里散寒药；虚劳者，配补虚药。

◎ **使用注意**

（1）某些温燥之性强烈的化痰药，凡痰中带血等有出血倾向者，宜慎用。

（2）麻疹初起有表邪之咳嗽，当以疏解清宣为主，以免影响麻疹之透发。

扫码查看未收录中药

第一节　温化寒痰药

半　夏

速记歌诀

燥湿化痰散痞结，半夏止呕瘰疬痈。

【速记要点】半夏辛温而燥，入脾胃肺经，为燥湿化痰、温化寒痰之要药，善治脏腑湿痰；功能止呕，用治各种原因之呕吐，尤宜于痰饮或胃寒所致呕吐；又能化痰消痞。

【功效】燥湿化痰，降逆止呕，消痞散结。

【应用】①湿痰寒痰，咳喘眩悸。②呕吐。③胸脘痞闷，梅核气。④痈疽肿毒，瘰疬痰核。

【用法用量】内服一般炮制后用，3 ~ 9g。

【使用注意】阴虚燥咳、血证、热痰、燥痰应慎用。不宜与川乌、草乌、附子同用。

【趣味歌诀】半夏花坛找（化痰燥湿）泥藕（降逆止呕），削皮（消痞散结）。

【联想记忆】半夏在花坛里找到泥藕，削皮再吃。

天 南 星

速记歌诀

南星燥湿祛风痰，消肿散结功更著。

【速记要点】天南星苦辛性温，温燥之性强于半夏，有较强化痰之功，用治顽痰阻肺；主入肝经，善走经络，善治经络风痰。

【功效】燥湿化痰，祛风止痉，散结消肿。

【应用】①顽痰咳嗽。②风痰眩晕，中风半身不遂，惊风癫痫，破伤风。③痈肿，瘰疬痰核。

【用法用量】内服制用，3 ~ 9g。

【使用注意】阴虚燥咳、热盛动风或阴血亏虚者不宜使用；孕妇慎用。

【趣味歌诀】天南星花坛找（化痰燥湿）风景（祛风止痉），消散结（消肿散结）。

【联想记忆】天南星在花坛边找风景，消散心结。

白附子

速记歌诀

燥湿化痰白附子，祛风止痛解毒结。

【速记要点】白附子辛散温通，性锐上行，善逐头面风痰，用治肝风夹痰上扰所致口眼㖞斜、语言謇涩、头痛等。

【功效】燥湿化痰，祛风定惊，止痛，解毒散结。

【应用】①中风痰壅，语言謇涩，口眼㖞斜，癫痫惊风，破伤风。②痰厥头痛，偏头痛。③瘰疬痰核。

【用法用量】煎服，3 ~ 6g，宜炮制后用。

【使用注意】阴血亏虚或热盛动风者不宜使用；孕妇慎用。

【趣味歌诀】白附子花坛找（化痰燥湿）风景（祛风止痉），治（止痛）毒结（解毒散结）。

【联想记忆】白附子在花坛边找风景，治疗毒结。

芥　子

速记歌诀

芥子悬饮寒痰喘，散结止痛通经络。

【速记要点】芥子辛散温通，功能温肺寒，豁痰涎，用治寒痰壅肺；善散“皮里膜外”之痰，用治肢体麻木疼痛、流注等。

【功效】温肺豁痰利气，散结通络止痛。

【应用】①寒痰喘咳，悬饮胸满胁痛。②痰滞经络，关节疼痛麻木，阴疽肿毒，痰湿流注。

【用法用量】煎服，3～9g。

【使用注意】不宜久煎。消化道溃疡、出血者及皮肤过敏者忌用；久咳肺虚及阴虚火旺者忌用。

【趣味歌诀】芥子问获利（温肺豁痰利气），结同志（散结通络止痛）。

【联想记忆】芥子问获利了多少钱，团结同志。

旋　覆　花

速记歌诀

降气消痰旋覆花，咳喘痰饮呕吐噫。

【速记要点】旋覆花苦降辛开，能降肺气，消痰饮，用治痰浊阻肺；善于降气止呕，用治胃气上逆，呕吐噫气。

【功效】降气，消痰，行水，止呕。

【应用】①风寒咳嗽，痰饮胸闷，咳喘痰多。②呕吐噫气。

【用法用量】煎服，3 ~ 9g，包煎。

【使用注意】肺燥咳嗽、阴虚劳嗽者慎用。

【趣味歌诀】旋覆花降气谈（降气，消痰）水（行水）鸥（止呕）。

【联想记忆】旋覆花降气谈论一种叫水鸥的鸟。

白　前

速记歌诀

白前降气止痰咳。

【速记要点】白前长于祛痰，咳喘痰多，无论寒热新久、外感内伤均可，称为“肺家要药”。

【功效】降气，祛痰，止咳。

【应用】咳嗽痰多，胸满喘急。

【用法用量】煎服，3 ~ 10g。

【趣味歌诀】白前谈（祛痰）讲（降气）课（止咳）。

【联想记忆】白前谈论讲课的技巧。

扫码查看未收录中药

第二节　清化热痰药

川　贝　母

速记歌诀

清热润肺久咳宜，散结消痈川贝母。

【速记要点】川贝母味甘质润，尤宜于内伤久咳，阴虚劳嗽之证；性寒清热，能散结消痈，用治痰火瘰疬、热毒疮痈。

【功效】清热润肺，化痰止咳，散结消痈。

【应用】①肺热燥咳，干咳少痰，阴虚劳嗽。②瘰疬，乳痈，肺痈，疮毒。

【用法用量】煎服，3 ~ 10g；研末冲服，1 次 1 ~ 2g。

【使用注意】不宜与附子、川乌、草乌同用。

【趣味歌诀】川贝母请运费（清热润肺）画坦克（化痰止咳），伞借用（散结消痈）。

【联想记忆】川贝母请人支付运费画坦克，借伞用。

浙 贝 母

速记歌诀

化痰解毒消痈肿，痰热咳嗽浙贝母。

【速记要点】浙贝母功似川贝母，苦寒之性较甚，多用治风热咳嗽、痰火咳嗽。浙贝母更善于清热散结消痈，用治痰火郁结之瘰疬疮痈。

【功效】清热化痰止咳，解毒散结消痈。

【应用】①风热咳嗽，痰热咳嗽。②瘰疬，瘿瘤，乳痈，疮毒。

【用法用量】煎服，5 ~ 10g。

【使用注意】不宜与附子、川乌、草乌同用。

【趣味歌诀】浙贝母请画坦克（清热化痰止咳），毒伞借用（解毒散结消痈）。

【联想记忆】浙贝母请人画坦克，借毒伞用。

瓜 蒌

速记歌诀

清热涤痰全瓜蒌，宽胸散结润肠燥。

【速记要点】瓜蒌善于清肺热，化热痰，用治痰热咳喘；能宽胸散结，用治痰热结胸；性寒清热消肿，用治内外痈。瓜蒌仁质润多脂，可治肠燥便秘。

【功效】清热涤痰，宽胸散结，润燥滑肠。

【应用】①肺热咳嗽。②结胸痞满，胸痹心痛。③肺痈，乳痈，肠痈。④大便燥结。

【用法用量】煎服，9 ~ 15g。

【使用注意】不宜与附子、川乌、草乌同用。

【趣味歌诀】瓜蒌清地坛（清热涤痰），修（宽胸散结）造花场（润燥滑肠）。

【联想记忆】瓜蒌清理地坛，修造花场。

竹　　茹

速记歌诀

清热化痰除心烦，竹茹止呕清胃热。

【速记要点】竹茹甘寒，能清热化痰，可治痰火扰动心神之惊悸失眠；能清胃热而止呕，为治胃热呕吐之要药。

【功效】清热化痰，除烦，止呕。

【应用】①痰热咳嗽，胆火夹痰，心烦失眠，惊悸不宁。②中风痰迷，舌强不语。③胃热呕吐，妊娠恶阻。

【用法用量】煎服，5 ~ 10g。姜汁炙用偏于和胃止呕。

【趣味歌诀】竹茹清花坛（清热化痰），除（除烦）只藕（止呕）。

【联想记忆】竹茹清理花坛，摘除了几只藕。

竹 沥

速记歌诀

清热豁痰竹沥寒，中风痰迷癫痫狂。

【速记要点】竹沥性寒滑利，祛痰力强，顽痰胶结者最宜；善涤痰泄热而开窍定惊。

【功效】清热豁痰，定惊利窍。

【应用】①痰热咳喘。②中风痰迷，惊痫癫狂。

【用法用量】冲服，30 ~ 50ml。

【使用注意】寒痰及便溏者忌用。

【趣味歌诀】竹沥请谈（清热豁痰）经历（定惊利窍）。

【联想记忆】竹沥，请谈一谈人生的经历。

天竺黄

速记歌诀

豁痰定惊天竺黄，中风惊痫热病昏。

【速记要点】天竺黄性寒，入心肝经，为清心定惊之良药，与竹沥相似，但无寒滑之弊。

【功效】清热豁痰，清心定惊。

【应用】①热病神昏，中风痰迷。②小儿痰热惊痫、抽搐。

【用法用量】煎服，3 ~ 9g。

【趣味歌诀】天竺黄请谈（清热豁痰）心经（清心定惊）。

【联想记忆】天竺黄，请谈心经的循行线路。

前胡

速记歌诀

前胡化痰散风热，痰热风热咳喘痰。

【速记要点】前胡性寒清热，宜于痰热壅肺；辛散疏风，用治外感风热。

【功效】降气化痰，散风清热。

【应用】①痰热咳喘。②风热咳嗽。

【用法用量】煎服，3 ~ 10g。

【趣味歌诀】前胡谈（化痰）讲（降气）风（散风清热）。

【联想记忆】前胡谈一谈讲述故事的风格。

桔　梗

速记歌诀

桔梗祛痰宣肺气，利咽排脓通二便。

【速记要点】桔梗辛散苦泄，开宣肺气，祛肺中之痰，排肺中之脓；开宣肺气而通利二便，用治癃闭、便秘。

【功效】宣肺，祛痰，利咽，排脓。

【应用】①咳嗽痰多，咯痰不爽。②音哑咽痛。③肺痈吐脓。

【用法用量】煎服，3 ~ 10g。

【使用注意】凡气机上逆，呕吐、呛咳、眩晕、阴虚火旺咳血等不宜用。

【趣味歌诀】桔梗宣（宣肺）言（利咽）脓（排脓）痰（祛痰）。

【联想记忆】桔梗宣言去除脓痰。

海　藻

速记歌诀

海藻消痰软坚结，瘿瘤瘰疬痰饮水。

【速记要点】海藻味咸软坚，性寒清热，用治瘿瘤，常与昆布相须为用。

【功效】消痰软坚散结，利水消肿。

【应用】①瘿瘤、瘰疬。②痰饮水肿。

【用法用量】煎服，6 ~ 12g。

【使用注意】不宜与甘草同用。

【趣味歌诀】海藻笑谈（消痰）间接（软坚散结）梨水（利水消肿）。

【联想记忆】海藻笑谈间用碗接梨水。

昆　布

速记歌诀

昆布消痰软坚结，瘿瘤瘰疬痰饮水。

【速记要点】昆布功效应用与海藻相似，但作用稍强，常相须为用以增强疗效。

【功效】消痰软坚散结，利水消肿。

【应用】①瘿瘤、瘰疬。②痰饮水肿。

【用法用量】煎服，6 ~ 12g。

【趣味歌诀】昆布笑谈（消痰）间接（软坚散结）梨水（利水消肿）。

【联想记忆】昆布笑谈间用碗接梨水。

第三节　止咳平喘药

扫码查看未收录中药

苦　杏　仁

速记歌诀

杏仁苦降平咳喘，肠燥便秘宜后下。

【速记要点】苦杏仁味苦微温，长于降肺气，为治咳喘要药，无论新久、寒热，皆可用之；质润多脂，用治肠燥便秘。

【功效】降气止咳平喘，润肠通便。

【应用】①咳嗽气喘，痰多胸满。②肠燥便秘。

【用法用量】煎服，5 ~ 10g。宜后下。

【使用注意】大便溏泻者慎用。婴儿慎用。

【趣味歌诀】苦杏仁降气传（降气止咳平喘）遍（润肠通便）。

【联想记忆】苦杏仁降气的消息在邻居间传遍。

紫 苏 子

速记歌诀

降气化痰紫苏子，止咳平喘润肠燥。

【速记要点】紫苏子性降质润，善于降肺气，化痰涎而止咳喘。

【功效】降气化痰，止咳平喘，润肠通便。

【应用】①痰壅气逆，咳喘痰多。②肠燥便秘。

【用法用量】煎服，3 ~ 10g。

【使用注意】脾虚便溏者慎用。

【趣味歌诀】紫苏子降气传（降气止咳平喘）遍（润肠通便）花坛（化痰）。

【联想记忆】紫苏子降气的消息传遍花坛。

百 部

速记歌诀

蜜炙润肺止咳喘，杀虫灭虱生百部。

【速记要点】百部甘润苦降，微温不燥，善于润肺止咳，治疗咳嗽，无论新久、寒热，尤以小儿顿咳、阴虚劳嗽为宜。

【功效】润肺下气止咳，杀虫灭虱。

【应用】①新久咳嗽，肺痨，顿咳。②疥癣，蛲虫病，阴痒，头虱，体虱。

【用法用量】煎服，3～9g。久咳宜蜜炙用，杀虫灭虱宜生用。

【趣味歌诀】百部运费只可（润肺下气止咳）杀虫虱（杀虫灭虱）。

【联想记忆】百部支付运费只可买药杀灭虫虱。

紫　苑

速记歌诀

紫苑润肺止咳喘，痰多咳喘新久宜。

【速记要点】紫苑长于润肺化痰，治疗咳喘，无论新久、寒热，皆可应用。

【功效】润肺下气，化痰止咳。

【应用】新久咳嗽，咳喘痰多，劳嗽咳血。

【用法用量】煎服，5～10g。肺虚久咳蜜炙用。

【趣味歌诀】紫苑运费（润肺下气）画坦克（化痰止咳）。

【联想记忆】紫菀支付运费画坦克。

款 冬 花

速记歌诀

润肺止咳款冬花，寒热新久咳嗽痰。

【速记要点】紫菀与款冬花均能润肺止咳化痰，但紫菀偏于祛痰，款冬花尤善止咳。

【功效】润肺下气，止咳化痰。

【应用】新久咳嗽，咳喘痰多，劳嗽咳血。

【用法用量】煎服，5 ~ 10g。内伤久咳蜜炙用。

【趣味歌诀】款冬花运费（润肺下气）画坦克（化痰止咳）。

【联想记忆】款冬花支付运费画坦克。

马 兜 铃

速记歌诀

清肺止咳马兜铃，肠热痔疮肺热咳。

【速记要点】马兜铃味苦降气，性寒清热，用治肺热咳喘；肺与大肠相表里，马兜铃又能清泄大肠实热，用治肠热痔疮。

【功效】清肺降气，止咳平喘，清肠消痔。

【应用】①肺热咳喘。②肠热痔疮。

【用法用量】煎服，3 ~ 9g。肺虚久咳蜜炙用。

【使用注意】儿童及老年人慎用；孕妇、婴幼儿及肾功能不全者禁用。本品含马兜铃酸，长期、大剂量服用可引起肾脏损害等不良反应。

【趣味歌诀】马兜铃请客（清肺降气，止咳平喘）尝小纸（清肠消痔）。

【联想记忆】马兜铃请客人品尝小纸。

枇杷叶

速记歌诀

清肺止咳枇杷叶，胃热呕吐呃逆哕。

【速记要点】枇杷叶苦降性寒，入肺经长于清热止咳，入胃经长于清胃止呕。

【功效】清肺止咳，降逆止呕。

【应用】①肺热咳嗽。②胃热呕吐。

【用法用量】煎服，6 ~ 10g。止咳宜蜜炙用。

【趣味歌诀】枇杷叶请客（清肺止咳）姜泥藕（降逆止呕）。

【联想记忆】枇杷叶请客人吃生姜炒泥藕。

桑白皮

速记歌诀

泻肺平喘利水肿，肺热咳喘桑白皮。

【速记要点】桑白皮甘寒，长于清泄肺热而平喘咳，用治肺热咳喘。

【功效】泻肺平喘，利水消肿。

【应用】①肺热咳喘。②水肿胀满，面目肌肤浮肿。

【用法用量】煎服，6 ~ 12g。咳喘宜蜜炙用；其余宜生用。

【趣味歌诀】桑白皮水中（利水消肿）卸飞船（泻肺平喘）。

【联想记忆】桑白皮在水中拆卸飞船。

葶苈子

速记歌诀

痰涎壅肺不得卧，葶苈泻肺利水肿。

【速记要点】葶苈子苦寒，作用峻猛，长于泻肺中水饮以平喘，用治痰涎壅肺，不得平卧。

【功效】泻肺平喘，行水消肿。

【应用】①痰涎壅肺，喘咳痰多，不得平卧，胸胁胀满。②水肿，小便不利。

【用法用量】煎服，3 ~ 10g，包煎。

【趣味歌诀】葶苈子水中（利水消肿）卸飞船（泻肺平喘）。

【联想记忆】葶苈子在水中拆卸飞船。

白 果

速记歌诀

敛肺定喘白果涩，止带缩尿收涩固。

【速记要点】白果味涩收敛，善于敛肺定喘，又能收涩止带，固精缩尿。

【功效】敛肺定喘，收涩止带，缩尿。

【应用】①喘咳气逆。②遗尿尿频，带下，白浊。

【用法用量】煎服，5 ~ 10g。

【使用注意】本品生食有毒，不可多用。

【趣味歌诀】白果练飞船（敛肺定喘），只带（收涩止带）锁（缩尿）。

【联想记忆】白果练习开飞船，只带了一把锁。

第二十一章 安神药

◎ **性能特点** 主入心、肝经。

◎ **功效** 安定神志。

◎ **应用** 心神不宁之心悸怔忡、失眠多梦。

◎ **分类、作用与适应证**

（1）重镇安神药——重镇安神——实证心神不宁。

（2）养心安神药——养心安神——虚证心神不宁。

◎ **配伍用药**

（1）实证的心神不宁，应选用重镇安神药物：①因火热所致者，配伍清泻心火、清泻肝火药。②因肝阳上扰所致者，配伍平肝潜阳药。③因痰所致者，配伍化痰药。④因瘀血所致者，配伍活血化瘀药。⑤癫狂、惊风者，应以化痰开窍或平肝息风药为主，安神药多作为辅助。⑥兼血瘀气滞者，配伍活血或疏肝理气药。

（2）虚证心神不宁，应选用养心安神药物：①血虚阴亏者，配伍补血养阴药。②心脾两虚者，配伍补益心脾药。③心肾不交者，配伍滋阴降火、交通心肾之品。

◎ **使用注意**

使用矿石类安神药及有毒药物时，只宜暂用，中病即止，且配伍养胃健脾之品。

第一节　重镇安神药

朱　砂

速记歌诀

朱砂清心镇惊安，明目解毒忌火煅。

【速记要点】朱砂入心经，质重镇怯，性寒清热，尤宜于心火亢盛，内扰神明之心神不宁；能镇惊止痉，宜于温热病热入心包或痰热内闭，高热神昏；能清心解毒，用治热毒疮痈。

【功效】清心镇惊，安神，明目，解毒。

【应用】①心神不宁，失眠多梦，惊悸怔忡。②癫痫发狂，小儿惊风。③视物昏花。④疮疡肿毒，口疮，喉痹。

【用法用量】入丸散服，0.1 ~ 0.5g，不宜入煎剂。

【使用注意】孕妇及肝肾功能不全者禁用；忌火煅。本品有毒，不宜长服，也不宜大量服用。

【趣味歌诀】朱砂清新镜（清心镇惊），解（解毒）神（安神）明（明目）。

【联想记忆】朱砂清洗新买的镜子，解读神明的旨意。

磁　石

速记歌诀

磁石镇惊平肝阳，聪耳明目纳气喘。

【速记要点】磁石质重镇惊，宜于肾虚肝旺，肝火上炎，扰动心神之心神不宁；又能重镇潜阳，用治肝阳上亢；能益肾阴，有聪耳明目之效；能纳气归肾，宜于肾虚气喘。

【功效】镇惊安神，平肝潜阳，聪耳明目，纳气平喘。

【应用】①心神不宁，失眠惊悸。②肝阳上亢，头晕目眩。③耳鸣耳聋，视物昏花。④肾虚气喘。

【用法用量】煎服，9 ~ 30g，宜先煎。聪耳明目、纳气平喘宜醋淬后用，其余宜生用。

【使用注意】脾胃虚弱者慎用。

【趣味歌诀】磁石振精神（镇惊安神），牵羊（平肝潜阳）耳目（聪耳明目），拿气船（纳气平喘）。

【联想记忆】磁石振奋精神，牵羊的耳目，拿走气船。

龙　骨

速记歌诀

镇惊平肝生龙骨，收敛固涩宜煅用。

【速记要点】龙骨质重，入心肝经，能镇惊安神，用治心神不宁；能重镇潜阳，用治肝阳上亢，常与牡蛎相须为用；性涩能敛，有收敛固涩之功。

【功效】镇惊安神，平肝潜阳，收敛固涩。

【应用】①心神不宁，心悸失眠，癫狂惊痫。②肝阳上亢，头晕目眩。③正虚滑脱证。④湿疮湿疹，疮疡久溃不敛。

【用法用量】煎服，15 ~ 30g，先煎。镇惊安神、平肝潜阳宜生用，收敛固涩宜煅用。

【使用注意】湿热积滞者不宜使用。

【趣味歌诀】龙骨振精神（镇惊安神），牵羊（平肝潜阳）手骨（收敛固涩）。

【联想记忆】龙骨振奋精神，牵羊的手骨。

琥　珀

速记歌诀

琥珀安神惊癫痫，淋证腹痛癥瘕积。

【速记要点】琥珀入心肝经，长于质重镇惊，能活血，可利水。

【功效】镇惊安神，活血散瘀，利尿通淋。

【应用】①心悸失眠，惊风，癫痫。②血瘀心腹刺痛，痛经经闭，癥瘕积聚。③淋证，癃闭。

【用法用量】研末冲服，或入丸散，每次1.5～3g；不入煎剂。

【趣味歌诀】琥珀振精神（镇惊安神），活学（活血散瘀）李林（利尿通淋）。

【联想记忆】琥珀振奋精神，灵活地学习李林。

第二节　养心安神药

酸　枣　仁

速记歌诀

养心补肝酸枣仁，安神敛汗生津液。

【速记要点】酸枣仁能养心阴，补肝血，尤宜于心肝阴血亏虚，心失所养之虚烦不眠；味酸能敛，可收敛止汗；甘酸生津，可治津伤口渴。

【功效】养心补肝，宁心安神，敛汗，生津。

【应用】①虚烦失眠，惊悸多梦。②自汗盗汗。③津伤口渴。

【用法用量】煎服，10 ~ 15g。

【趣味歌诀】酸枣仁养心肝（养心补肝），拧新（宁心安神）汗（敛汗）巾（生津）。

【联想记忆】酸枣仁滋养心肝，拧干新的汗巾。

柏 子 仁

速记歌诀

养心安神柏子仁，阴虚盗汗燥便秘。

【速记要点】柏子仁味甘质润，能养心安神，用于心血不足之心悸怔忡；质润多脂，可润肠通便；甘润补阴，可止盗汗。

【功效】养心安神，润肠通便，止汗。

【应用】①阴血不足，心悸怔忡，虚烦失眠。②肠燥便秘。③阴虚盗汗。

【用法用量】煎服，3 ~ 10g。

【使用注意】便溏及痰多者慎用。

【趣味歌诀】柏子仁养心神（养心安神），常（润肠通便）止汗（止汗）。

【联想记忆】柏子仁养心神，常止汗出。

灵　芝

速记歌诀

灵芝补气安心神，虚劳短气肺虚喘。

【速记要点】灵芝入心经，补益气血，宜于气血不足之心神不宁；入肺经，补益肺肾之气，用治虚喘。

【功效】补气安神，止咳平喘。

【应用】①心神不宁，心悸失眠。②肺虚咳喘。③虚劳短气，不思饮食。

【用法用量】煎服，6 ~ 12g。

【趣味歌诀】灵芝不起身（补气安神），只客串（止咳平喘）。

【联想记忆】灵芝不肯起身，只客串大佬。

首 乌 藤

速记歌诀

养血安神首乌藤，血虚痹痛皮肤痒。

【**速记要点**】首乌藤补养阴血而安神，宜于阴虚血少之心神不宁；功能养血祛风，可止痒，可通经。

【**功效**】养血安神，祛风通络。

【**应用**】①失眠多梦。②血虚身痛，风湿痹痛。③皮肤瘙痒。

【**用法用量**】煎服，9 ~ 15g。

【**趣味歌诀**】首乌藤羊血（养血安神）铜锣（祛风通络）。

【**联想记忆**】首乌藤买了羊血和铜锣。

合 欢 皮

速记歌诀

解郁安神合欢皮，肺痈疮肿跌仆伤。

【**速记要点**】合欢皮善于疏肝解郁而安神，用治情志不遂，忿怒忧郁之心神不宁。

【**功效**】解郁安神，活血消肿。

【应用】①忿怒忧郁，心神不宁，失眠多梦。②肺痈，疮肿。③跌仆伤痛。

【用法用量】煎服，6 ~ 12g。

【使用注意】孕妇慎用。

【趣味歌诀】合欢皮借于婶（解郁安神）学校中（活血消肿）。

【联想记忆】合欢皮在学校中借于婶的书。

远　　志

速记歌诀

安神益智通心肾，远志祛痰消痈肿。

【速记要点】远志既能开心气而宁心安神，又能通肾气而益智，宜于心肾不交之失眠；能祛痰开窍，用治痰阻心窍之癫痫；能祛痰止咳，用治痰多咳喘；能消散痈肿，用于疮疡。

【功效】安神益智，交通心肾，祛痰开窍，消散痈肿。

【应用】①心肾不交的失眠多梦，健忘惊悸。②癫痫惊狂。③咳喘痰多黏稠。④疮疡肿毒。

【用法用量】煎服，3 ~ 10g。

【使用注意】胃溃疡或胃炎者慎用。

【趣味歌诀】远志安椅子（安神益智），谈（祛痰开窍）笑拥挤（消散痈肿）交通（交通心肾）。

【联想记忆】远志安好椅子，谈笑城市拥挤的交通。

第二十二章　平肝息风药

◎ **性能特点**　归肝经，多为动物药及矿石类药物。

◎ **功效**　平肝潜阳，息风止痉。

◎ **应用**　肝阳上亢证及肝风内动证。

◎ **分类、作用与适应证**

（1）平抑肝阳药——平抑肝阳——肝阳上亢证。

（2）息风止痉药——息风止痉——肝风内动证。

◎ **配伍用药**

（1）属阴虚阳亢者，配伍补肝肾阴药；若肝火亢盛，配伍清泻肝火药。

（2）肝风内动以肝阳化风多见，故息风止痉药配伍平抑肝阳药。

（3）若热极生风，配伍清热泻火解毒药。

（4）若血虚生风，配伍滋补阴血药。

（5）脾虚慢惊风，配伍补气健脾药。

◎ 使用注意

（1）个别有毒的药物用量不宜过大，孕妇慎用。

（2）脾虚慢惊者，不宜寒凉之品；阴虚血亏者，当忌温燥之药。

第一节　平抑肝阳药

石　决　明

速记歌诀

平肝潜阳石决明，清肝明目退翳障。

【速记要点】 石决明质重镇潜，善治肝肾阴虚，肝阳上亢之头痛眩晕；咸寒入肝经，长于清肝火，有明目退翳之功，用治目赤翳障，不论虚实，均可应用。

【功效】 平肝潜阳，清肝明目。

【应用】 ①肝阳上亢，头痛眩晕。②目赤翳障，青盲雀目。

【用法用量】 煎服，6 ~ 20g，先煎。

【使用注意】 脾虚便溏者慎用。

【趣味歌诀】 石决明清明（清肝明目）牵羊（平肝潜阳）。

【联想记忆】石决明清明节牵了一只羊。

珍　珠　母

速记歌诀

平肝潜阳珍珠母，心神不宁目翳障。

【速记要点】珍珠母性寒入肝经，可平肝阳，清肝火；质重入心经，可镇惊安神。

【功效】平肝潜阳，安神定惊，明目退翳。

【应用】①肝阳上亢，头痛眩晕。②心神不宁，失眠惊悸。③目赤翳障，视物昏花。

【用法用量】煎服，10 ~ 25g，先煎。

【使用注意】脾胃虚寒及孕妇慎用。

【趣味歌诀】珍珠母牵羊（平肝潜阳）安静（安神定惊）名医（明目退翳）。

【联想记忆】珍珠母牵着羊安静地等着名医看诊。

牡　　蛎

速记歌诀

牡蛎安神平肝阳，收敛制酸软坚结。

【速记要点】牡蛎咸寒质重，入肝经，能平肝潜阳，重镇安神，常与生龙骨相须为用。牡蛎味咸，善于软坚散结，煅后收敛固涩，配伍煅龙骨，用治多种滑脱证。

【功效】潜阳补阴，重镇安神，软坚散结，收敛固涩，制酸止痛。

【应用】①肝阳上亢，头痛眩晕。②心神不安，失眠惊悸。③瘰疬痰核，癥瘕痞块。④自汗盗汗，崩漏带下，遗精滑精。⑤胃痛吞酸。

【用法用量】煎服，9～30g，先煎。收敛固涩、制酸止痛宜煅用，其余宜生用。

【趣味歌诀】牡蛎牵羊补银（潜阳补阴）针（重镇安神），间接（软坚散结）手骨（收敛固涩）酸痛（制酸止痛）。

【联想记忆】牡蛎牵着羊去补充银针，间接导致了手骨酸痛。

紫贝齿

速记歌诀

平肝潜阳紫贝齿，惊悸失眠目翳障。

【速记要点】紫贝齿入肝经，可平肝阳，清肝火，可重镇安神。

【功效】平肝潜阳，镇惊安神，清肝明目。

【应用】①肝阳上亢，头晕目眩。②失眠惊悸。③目赤翳障，眼目昏花。

【用法用量】煎服，10 ~ 15g，先煎。

【使用注意】脾胃虚弱者慎用。

【趣味歌诀】紫贝齿清明（清肝明目）安静（安神镇惊）牵羊（平肝潜阳）。

【联想记忆】紫贝齿清明节安静地牵着羊。

代赭石

速记歌诀

重镇降逆平肝阳，血热出血代赭石。

【速记要点】代赭石质重沉降，为重镇潜阳之品；又能重镇降逆，尤善降上逆之胃气而止呕，也可降上逆之肺气而平喘。本品苦寒，有凉血止血之功。

【功效】平肝潜阳，重镇降逆，凉血止血。

【应用】①肝阳上亢，头痛眩晕。②呕吐，呃逆，噫气。③气逆虚喘。④血热出血。

【用法用量】煎服，9 ~ 30g，先煎。重镇降逆、平肝潜阳宜生用，止血宜煅用。

【使用注意】脾虚便溏者慎用。孕妇慎用。

【趣味歌诀】代赭石牵羊（平肝潜阳）中奖（重镇降逆），两只靴（凉血止血）。

【联想记忆】代赭石牵着羊，中奖了，得到两只皮靴。

刺　蒺　藜

速记歌诀

平肝疏肝刺蒺藜，目赤翳障风疹痒。

【速记要点】刺蒺藜入肝经，味苦降泄，平肝阳；味辛发散，疏肝郁。其为祛风明目之要药；轻扬疏散，可祛风止痒。

【功效】平肝疏肝，活血祛风，明目，止痒。

【应用】①肝阳上亢，头痛眩晕。②肝郁气滞，胸胁胀痛。③风热上攻，目赤翳障。④风疹瘙痒。

【用法用量】煎服，6 ~ 10g。

【使用注意】孕妇慎用。

【趣味歌诀】刺蒺藜平叔敢（平肝疏肝）去学（祛风活血）牧羊（明目，止痒）。

【联想记忆】刺蒺藜和平叔勇敢地学习牧羊。

罗布麻叶

速记歌诀

平肝安神罗布麻，眩晕浮肿悸失眠。

【**速记要点**】罗布麻叶既可平肝阳，又能清肝热，用治肝阳上亢及肝火上炎者。

【**功效**】平肝安神，清热利水。

【**应用**】①肝阳眩晕，心悸失眠。②浮肿尿少。

【**用法用量**】煎服或开水泡服，6 ~ 12g。

【**趣味歌诀**】罗布麻叶平安（平肝安神）清水（清热利水）。

【**联想记忆**】罗布麻叶平安地找到清水。

第二节　息风止痉药

羚羊角

速记歌诀

热极动风羚羊角，清肝明目解热毒。

【**速记要点**】羚羊角性寒，主入肝经，尤宜于温热病热极动风之高热神昏；质重沉降，既能平肝阳，又能清肝火。

【功效】 平肝息风，清肝明目，清热解毒。

【应用】 ①肝风内动，惊痫抽搐，高热痉厥，癫痫发狂，妊娠子痫。②肝阳上亢，头痛眩晕。③肝火上炎，目赤翳障。④温热病壮热神昏。⑤疮痈肿毒。

【用法用量】 煎服，1 ~ 3g，宜另煎 2 小时以上；研粉服，每次 0.3 ~ 0.6g。

【使用注意】 脾虚慢惊者忌用。

【趣味歌诀】 羚羊角平息（平肝息风）清明（清肝明目）热毒（清热解毒）。

【联想记忆】 羚羊角平息了清明的热毒。

牛　黄

速记歌诀

痰热惊风牛黄凉，豁痰开窍解热毒。

【速记要点】 牛黄味苦性寒，有清心凉肝、息风止痉之效，善治温热病痰热阻闭心窍所致神昏谵语；能清热解毒，用治热毒疮痈。

【功效】 凉肝息风，清心豁痰，开窍醒神，清热解毒。

【应用】 ①温热病惊厥抽搐，小儿急惊风，癫痫发狂。②热病神昏，中风痰迷。③口舌生疮，咽喉肿痛，痈肿疔疮。

【用法用量】入丸散剂，0.15 ~ 0.35g。

【使用注意】孕妇慎用。非实热证不宜用。

【趣味歌诀】牛黄凉风（凉肝息风）倾心谈（清心豁痰），敲醒（开窍醒神）热毒（清热解毒）。

【联想记忆】牛黄凉风中倾心交谈，敲醒了热毒。

珍　珠

速记歌诀

珍珠安神定惊风，失眠口疮目翳障。

【速记要点】珍珠性寒质重，入心经，可重镇安神；善清心肝之热而定惊止痉；善清肝火而明目，用治多种目疾。外用可养颜祛斑，润泽肌肤。

【功效】安神定惊，明目退翳，解毒生肌，润肤祛斑。

【应用】①惊悸失眠。②惊风癫痫。③目赤翳障。④口疮咽痛。⑤皮肤色斑。

【用法用量】入丸散用，0.1 ~ 0.3g。

【趣味歌诀】珍珠安静（安神定惊）名医（明目退翳），借读（解毒）几班（生肌，润肤祛斑）。

【联想记忆】珍珠安静地等名医看诊，借读在几班？

钩　藤

速记歌诀

钩藤息风平肝阳，清热定惊宜后下。

【速记要点】钩藤味甘性凉，入肝、心包二经，可息风定惊，善治小儿高热惊厥；既能清肝热，又能平肝阳，用治肝火上炎或肝阳上亢证。

【功效】息风定惊，清热平肝。

【应用】①肝风内动，惊痫抽搐，高热惊厥。②头痛眩晕。③小儿惊啼，感冒夹惊。

【用法用量】煎服，3 ~ 12g，宜后下。

【趣味歌诀】钩藤洗净（息风定惊）热瓶（清热平肝）。

【联想记忆】钩藤洗净了热水瓶。

天　麻

速记歌诀

天麻息风平肝阳，眩晕肢麻风湿痛。

【速记要点】天麻味甘质润，药性平和，治疗肝风内动，惊痫抽搐，不论寒热虚实，皆可应用；既息肝风，又平肝阳，善治多种原因之头痛眩晕；既息内风，又祛外风，且能通络止痛。

【功效】息风止痉，平抑肝阳，祛风通络。

【应用】①肝风内动，惊痫抽搐，小儿惊风，破伤风。②肝阳上亢，头痛眩晕。③肢体麻木，手足不遂，风湿痹痛。

【用法用量】煎服，3 ~ 10g。

【趣味歌诀】天麻洗净（息风止痉）屏（平抑肝阳）风了（祛风通络）。

【联想记忆】天麻洗净屏风了。

地　　龙

速记歌诀

清热定惊地龙寒，通络平喘利水肿。

【速记要点】地龙性寒清热，用治高热神昏；性善走窜，长于通行经络，用治多种原因所致经络阻滞，肢体麻木疼痛；能清肺平喘，用治肺热喘咳；能利尿消肿，用治湿热水肿。

【功效】清热定惊，通络，平喘，利尿。

【应用】①高热神昏，惊痫抽搐。②肢体麻木，半身不遂，关节痹痛。③肺热喘咳。④湿热水肿，小便不利。

【用法用量】煎服，5 ~ 10g。

【趣味歌诀】地龙清静（清热定惊）铜（通络）船（平喘）里（利尿）。

【联想记忆】地龙清静地待在铜船里。

全 蝎

速记歌诀

息风镇痉全蝎毒，通络止痛攻毒结。

【速记要点】全蝎专入肝经，性善走窜，为治痉挛抽搐之要药。本品为虫类药，善于搜风通络，用治风湿顽痹；能以毒攻毒，用治诸疮肿毒。

【功效】息风镇痉，攻毒散结，通络止痛。

【应用】①肝风内动，惊痫抽搐，小儿惊风，中风半身不遂，破伤风。②风湿顽痹，偏正头痛。③瘰疬，疮疡。

【用法用量】煎服，3 ~ 6g。

【使用注意】孕妇禁用。本品有毒，用量不宜过大。

【趣味歌诀】全蝎洗净（息风镇痉）三姐（攻毒散结）铜锣（通络止痛）。

【联想记忆】全蝎洗净了三姐的铜锣。

蜈　蚣

速记歌诀

息风镇痉蜈蚣毒，通络止痛攻毒结。

【速记要点】蜈蚣功效应用与全蝎相似，但蜈蚣毒性更大，作用更强。

【功效】息风镇痉，攻毒散结，通络止痛。

【应用】①肝风内动，惊痫抽搐，小儿惊风，中风半身不遂，破伤风。②风湿顽痹，偏正头痛。③瘰疬，疮疡。

【用法用量】煎服，3 ~ 5g。

【使用注意】孕妇禁用。本品有毒，用量不宜过大。

【趣味歌诀】蜈蚣洗净（息风镇痉）三姐（攻毒散结）铜锣（通络止痛）。

【联想记忆】蜈蚣洗净了三姐的铜锣。

僵　蚕

速记歌诀

息风止痉僵蚕平，祛风止痛化痰结。

【速记要点】僵蚕既能息风止痉，又能化痰定惊，宜于惊风、癫痫夹有痰热者。本品辛散，能祛外风，止痛，止痒，用治风热上攻之头痛目赤；能化痰散结，用治瘰疬痰核。

【功效】息风止痉，祛风止痛，化痰散结。

【应用】①肝风夹痰，惊痫抽搐，小儿惊风，破伤风。②中风口眼㖞斜。③风热头痛，咽痛目赤，风疹瘙痒。④瘰疬痰核，痄腮发颐。

【用法用量】煎服，5 ~ 10g。散风热宜生用，其余多制用。

【趣味歌诀】僵蚕洗净（息风镇痉）花坛节（化痰散结）风筒（祛风止痛）。

【联想记忆】僵蚕洗净了花坛节的风筒。

第二十三章　开窍药

◎ **性能特点**　辛香走窜，归心经。

◎ **功效**　开窍醒神。

◎ **应用**　闭证神昏。

◎ **配伍用药**

（1）闭证有寒闭、热闭之分。寒闭宜选用辛温的开窍药，配伍温里祛寒药；热闭宜选用寒凉的开窍药，配伍清热泻火解毒药。

（2）若闭证神昏兼惊厥抽搐者，配伍息风止痉药。

（3）若兼烦躁不安者，配伍安神药。

（4）若痰浊壅盛者，配伍化湿、祛痰药。

◎ **使用注意**

（1）开窍药辛香走窜，耗伤正气，只宜暂服，不可久用。

（2）内服不宜入煎剂，多入丸剂、散剂服用。

麝 香

速记歌诀

开窍醒神麝香温，活血消肿孕妇禁。

【速记要点】麝香辛香温通，为醒神回苏之要药，可治各种原因的闭证神昏，无论寒闭、热闭，用之皆效；走窜力强，可活血通经，消肿止痛。

【功效】开窍醒神，活血通经，消肿止痛。

【应用】①热病神昏，中风痰厥，中恶昏迷，气郁暴厥。②血瘀经闭，胸痹心痛，心腹暴痛，跌仆伤痛，风湿痹痛，癥瘕。③咽喉肿痛，痈肿，瘰疬。

【用法用量】入丸散用，0.03 ~ 0.1g。

【使用注意】孕妇禁用。

【趣味歌诀】麝香敲醒（开窍醒神）中桶（消肿止痛）学经（活血通经）。

【联想记忆】麝香敲醒中桶，学习经书。

冰 片

速记歌诀

开窍醒神冰片寒，目赤口疮胸痹痛。

【速记要点】冰片味辛气香，有开窍醒神之功，性偏寒凉，宜用于热病神昏；能清热止痛，为五官科常用药，用治目赤咽痛。

【功效】开窍醒神，清热止痛。

【应用】①热病神昏，中风痰厥，中恶昏迷，气郁暴厥。②胸痹心痛。③口舌生疮，咽喉肿痛，目赤肿痛，耳道流脓。④疮疡久溃不敛，烧烫伤。

【用法用量】入丸散用，0.15 ~ 0.3g（天然冰片：0.3 ~ 0.9g）。

【使用注意】孕妇慎用。

【趣味歌诀】冰片敲醒（开窍醒神）青铜（清热止痛）。

【联想记忆】冰片敲醒了青铜。

苏合香

速记歌诀

开窍醒神苏合香，胸痹心痛腹冷痛。

【速记要点】苏合香辛香气烈，长于温通、辟秽，为治寒闭神昏之要药。

【功效】开窍醒神，辟秽，止痛。

【应用】①中风痰厥，惊痫。②胸痹心痛，胸腹冷痛。

【用法用量】 入丸散服，0.3 ~ 1g。

【趣味歌诀】 苏合香敲醒（开窍醒神）会（辟秽）痛（止痛）。

【联想记忆】 苏合香敲醒了会疼痛。

石菖蒲

速记歌诀

开窍豁痰石菖蒲，醒神益智化湿浊。

【速记要点】 石菖蒲辛散温通，芳香走窜，可开窍豁痰，善治痰湿秽浊蒙蔽清窍之神志昏乱；入心经，可宁心益智，用治健忘失眠；能芳香化湿，用治湿阻中焦证。

【功效】 开窍豁痰，醒神益智，化湿开胃。

【应用】 ①痰蒙清窍，神昏癫痫。②失眠健忘，耳鸣耳聋。③湿阻中焦，脘痞食少，噤口下痢。

【用法用量】 煎服，3 ~ 10g。

【趣味歌诀】 石菖蒲敲醒神坛（开窍醒神豁痰），一枝（益智）花始开（化湿开胃）。

【联想记忆】 石菖蒲敲醒了神坛，一枝花始开放。

第二十四章　补虚药

◎ **性能特点**　味甘。

◎ **功效**　补虚扶弱。

◎ **应用**　虚证。

◎ **分类、作用与适应证**

（1）补气药——补气——气虚证。

（2）补阳药——补阳——阳虚证。

（3）补血药——补血——血虚证。

（4）补阴药——补阴——阴虚证。

◎ **配伍用药**

（1）阳虚者其气必虚，气虚可发展为阳虚，故补气药常配伍补阳药。

（2）血为气之母，血虚可导致气虚；有形之血生于无形之气，气虚又可致血虚，故补气药常与补血药配伍。

（3）气能生津，气虚可致津液不足；津液大量亏耗，可导致气随津脱，故补气药常与补阴药配伍。

（4）津血同源，失血血虚可导致阴虚，阴津耗损又可导致血燥津枯，故补血药常与补阴药配伍。

（5）阴阳互根互用，故阴虚可出现阴损及阳，或阳虚可出现阳损及阴的情况，最后形成阴阳两虚的证候，因此需要滋阴药与补阳药同用。

◎ **使用注意**

（1）要防止不当补而误补。若邪实而正不虚者，误用补虚药可导致疾病加重。

（2）要避免当补而补之不当。如不辨脏腑，不明寒热，不分气血，不别阴阳，可能导致不良后果。

（3）补虚药用于扶正祛邪，要处理好祛邪与扶正的关系，使祛邪不伤正，补虚不留邪。

（4）注意补而兼行，使补而不滞。

（5）补虚药如作汤剂，宜适当久煎。

扫码查看未收录中药

第一节　补气药

人　参

速记歌诀

大补元气复脉参，补脾益肺生津血，安神益智入心经。

【速记要点】人参甘温补虚，用治重病、久病所致元气虚脱，肢冷脉微；归脾经，为补脾气之要药；归肺经，长于补肺气；归心经，能补益心气，安神益智；既能生津，用治气津两伤，又能养血，用治气血亏虚。

【功效】大补元气，复脉固脱，补脾益肺，生津养血，安神益智。

【应用】①元气虚脱，肢冷脉微。②脾虚食少，肺虚喘咳，肾虚阳痿。③气虚津伤口渴，内热消渴。④气血两虚，久病虚羸。⑤心气不足，失眠惊悸。

【用法用量】煎服，3～9g；挽救虚脱可用15～30g。另煎兑服。研末吞服，每次2g，1日2次。

【使用注意】不宜与藜芦、五灵脂同用。

【趣味歌诀】人参不愿起（大补元气），父买（复脉固脱）皮衣肥（补脾益肺），剩斤羊血（生津养血），伸一指（安神益智）。

【联想记忆】人参不愿起床，父亲新买的皮衣有些肥，剩下一斤羊血，伸出一个指头。

西　洋　参

速记歌诀

补气养阴西洋参，清热生津性寒凉。

【速记要点】西洋参性凉，兼能补阴，具有补气养阴、清热作用，宜于气阴两伤而有热者；又能生津，用治津伤口渴。

【功效】补气养阴，清热生津。

【应用】①气阴两脱证。②气虚阴亏，神疲心烦，咳嗽痰少。③气虚津伤，口渴咽干，内热消渴。

【用法用量】煎服，3 ~ 6g，另煎兑服；入丸散剂，每次 0.5 ~ 1g。

【使用注意】不宜与藜芦同用。阳虚寒湿者不宜服用。

【趣味歌诀】西洋参补银器（补阴养气），请升级（清热生津）。

【联想记忆】西洋参修补银器，请求升级。

党　　参

速记歌诀

补脾益肺党参平，养血生津替人参。

【速记要点】党参味甘性平，入脾肺经，有类似人参补脾益肺、养血生津之功，药力较弱，可代替人参。

【功效】补脾益肺，养血生津。

【应用】①脾肺气虚，倦怠食少，咳嗽虚喘。②气血不足，头晕乏力，面色萎黄，心悸气短。③气津两伤，气短口渴，内热消渴。

【用法用量】煎服，9 ~ 30g。

【使用注意】不宜与藜芦同用。

【趣味歌诀】党参皮衣肥（补脾益肺），剩斤羊血（生津养血）。

【联想记忆】党参的皮衣有些肥，剩下一斤羊血。

太 子 参

速记歌诀

益气养阴太子参，脾虚体倦肺燥咳。

【速记要点】太子参补气较弱，兼能养阴；入脾肺经，补脾肺之气，养脾肺之阴。

【功效】益气健脾，生津润肺。

【应用】①脾虚体倦，食少。②气阴不足，自汗口渴。③肺燥干咳。

【用法用量】煎服，9 ~ 30g。

【趣味歌诀】太子参皮衣肥（健脾益气，生津润肺）。

【联想记忆】太子参的皮衣有些肥大。

黄 芪

速记歌诀

补气升阳固表芪，生津养血利水肿，行滞生肌托毒脓。

【速记要点】黄芪甘温，入脾经，善于补气升阳；既能补脾益气以治本，又能利尿消肿以治标，为气虚水肿之要药；入肺经，能补肺气，益卫固表以止汗；补气以行血通痹，用治气虚血滞，半身不遂；能补气生血，以托毒敛疮。

【功效】补气升阳，益卫固表，利水消肿，生津养血，行滞通痹，托毒排脓，敛疮生肌。

【应用】①脾气虚弱，食少便溏，乏力水肿，中气下陷，久泻脱肛，便血崩漏。②肺气虚弱，咳喘气短。③内热消渴。④表虚自汗。⑤气血两虚，血虚萎黄。⑥气虚血瘀，半身不遂，痹痛麻木。⑦气血两虚，痈疽难溃，久溃不敛。

【用法用量】煎服，9～30g。益气补中宜蜜炙用，其余多生用。

【使用注意】表实邪盛、内有积滞、阴虚阳亢、疮疡初起或溃后热毒尚盛等，均不宜用。

【趣味歌诀】黄芪不骑羊（补气升阳），依偎（益卫固表）立水中（利水消肿），升学进（生血养津）行制铜币（行滞通痹），毒农（托毒排脓）连创胜绩（敛疮生肌）。

【联想记忆】黄芪不骑羊，依偎站立在水中，升学后进行制造铜币的事业，种毒药的农户接连创造胜利佳绩。

白　术

速记歌诀

补气健脾白术汗，燥湿利水安胎动。

【速记要点】白术甘温补虚，苦温燥湿，归脾胃经，用治脾虚湿阻诸证，被誉为“脾脏补气健脾第一要药”。

【功效】补气健脾，燥湿利水，止汗，安胎。

【应用】①脾气虚弱，食少倦怠，腹胀泄泻，痰饮病眩晕，水肿，带下。②气虚自汗。③脾虚胎动不安。

【用法用量】煎服，6～12g。补气健脾宜炒用，燥湿利水宜生用，健脾止泻宜炒焦用。

【使用注意】阴虚内热、津液亏耗者不宜使用。

【趣味歌诀】白术脾气（健脾补气）躁（燥湿），抬（安胎）汗（止汗）水（利水）。

【联想记忆】白术脾气急躁，抬着一桶汗水。

山 药

速记歌诀

气阴双补山药涩，脾肺肾虚诸滑脱。

【速记要点】山药既能补脾肺肾之气，又能补脾肺肾之阴，兼收涩之性，用治肾虚滑脱诸证。

【功效】益气养阴，补脾肺肾，涩精止带。

【应用】①脾虚乏力，食少便溏，白带过多。②肺虚喘咳。③肾虚遗精，尿频，带下。④虚热消渴。

【用法用量】煎服，15 ~ 30g。麸炒山药长于补脾健胃。

【使用注意】湿盛中满者不宜使用。

【趣味歌诀】山药一起印（益气养阴）扉皮深（补肺脾肾）色（涩精止带）。

【联想记忆】山药一起印刷，扉页和封皮都是深色的。

白扁豆

速记歌诀

健脾化湿白扁豆，脾虚湿阻配伍佳。

【**速记要点**】白扁豆补脾不滋腻，化湿不燥烈，用治脾虚湿滞，须与其他补气药共用为佳。

【**功效**】健脾化湿，和中消暑。

【**应用**】①脾胃虚弱，食少便溏，白带过多。②暑湿吐泻，胸闷腹胀。

【**用法用量**】煎服，9 ~ 15g。和中消暑宜生用，健脾化湿宜炒用。

【**趣味歌诀**】白扁豆剪花石（健脾化湿）和小鼠（和中消暑）。

【**联想记忆**】白扁豆剪纸，有花石和小鼠样式。

甘草

速记歌诀

甘草补脾解毒缓，调和诸药祛痰咳。

【**速记要点**】甘草甘平，归脾胃经，能补脾益气，作用和缓，多作辅助药用；归心经，能补益心气，用治心动悸，脉结代；归肺经，能祛痰止咳；有调和百药之功，故有“国老”之称；长于解毒，用治热毒诸证；味甘能缓，用治虚性挛急疼痛。

【功效】补脾益气，清热解毒，祛痰止咳，缓急止痛，调和诸药。

【应用】①脾虚乏力，食少便溏。②心气不足，心悸气短，脉结代。③咽喉肿痛，痈肿疮疡。④咳嗽痰多。⑤脘腹、四肢挛急疼痛。⑥缓解药物烈性、毒性。

【用法用量】煎服，2 ~ 10g。补中缓急、益气复脉宜蜜炙用，清热解毒宜生用。

【使用注意】不宜与海藻、大戟、甘遂、芫花同用。水肿、湿盛胀满者不宜用。大剂量久服可导致水钠潴留，引起浮肿。

【趣味歌诀】甘草不脾气（补脾益气），清洁（清热解毒）坦克（祛痰止咳），换几桶（缓急止痛）和药（调和诸药）。

【联想记忆】甘草不发脾气，清洁坦克，以交换几桶水和药物。

大　枣

速记歌诀

补中益气大枣甘，养血安神调和药。

【速记要点】大枣甘温，归脾胃经，能补气，养血，用治气血亏虚证。

【功效】补中益气，养血安神。

【应用】①脾虚食少，乏力便溏。②妇人脏躁，失眠。

【用法用量】煎服，6 ~ 15g。

【使用注意】湿盛中满或痰热、积滞者不宜使用。

【趣味歌诀】大枣一起（补中益气）血案（养血安神）。

【联想记忆】大枣目睹了一起血案。

饴　糖

速记歌诀

饴糖补中缓急痛，脘腹疼痛肺虚咳。

【速记要点】饴糖入脾胃经，味甘能补气，能缓急；入肺经，质润补肺止咳。

【功效】补中益气，缓急止痛，润肺止咳。

【应用】①脾胃虚寒，脘腹疼痛。②肺虚久咳干咳。

【用法用量】入汤剂烊化冲服，每次 15 ~ 20g。

【趣味歌诀】饴糖一起（补中益气）换几桶（缓急止痛）废纸壳（润肺止咳）。

【联想记忆】饴糖和朋友一起换几桶废纸壳。

蜂　　蜜

速记歌诀

蜂蜜补中润肺燥，润肠解毒外敛疮。

【速记要点】蜂蜜甘平，入脾经，补脾益气，可作食品，多作丸膏剂的赋形剂；入肺经，可补气润肺，用治虚劳肺咳；入大肠经，可润肠通便。

【功效】补中，润燥，止痛，解毒；外用生肌敛疮。

【应用】①脾气虚弱，脘腹挛急疼痛。②肠燥便秘。③肺燥干咳。④解乌头类药毒。⑤疮疡不敛，水火烫伤。

【用法用量】煎服或冲服，15 ~ 30g。

【使用注意】湿热痰滞、湿阻中满、便溏泄泻者慎用。

【趣味歌诀】蜂蜜不（补中）知彤姐（止痛，解毒）造（润燥）机床（外用生肌敛疮）。

【联想记忆】蜂蜜不知道彤姐会制造机床。

扫码查看未收录中药

第二节 补阳药

鹿 茸

速记歌诀

鹿茸补阳益精血，强骨托疮调冲任。

【速记要点】鹿茸甘咸性温，入肾肝经，能峻补肾阳，益精血，用治肾阳不足，精血亏虚证；兼能固冲止带，托毒生肌。

【功效】补肾壮阳，益精血，强筋骨，调冲任，托疮毒。

【应用】①肾阳不足，精血亏虚，阳痿遗精，宫冷不孕，眩晕，耳鸣耳聋。②肾虚腰膝冷痛，筋骨痿软。③冲任虚寒，崩漏带下。④疮疡久溃不敛，阴疽内陷不起。

【用法用量】研末冲服，1 ~ 2g。

【使用注意】服用本品宜从小量开始，缓缓加量，不可骤用大量，避免头晕目赤、伤阴动血。热证、阴虚阳亢者均当忌服。

【趣味歌诀】鹿茸沈阳（补肾壮阳）医学（益精血）强劲（强筋骨），挑中人（调冲任）托（托疮毒）。

【联想记忆】鹿茸沈阳的医学生强劲有力，挑中人当托儿。

淫　羊　藿

速记歌诀

肾阳虚衰淫羊藿，风寒湿痹骨痿软。

【速记要点】淫羊藿辛甘温燥，入肝肾经，功能补肾阳，祛风湿，尤宜于肝肾亏虚，风湿久痹者。

【功效】补肾壮阳，强筋骨，祛风湿。

【应用】①肾阳虚衰，阳痿遗精。②风寒湿痹。

【用法用量】煎服，6 ~ 10g。

【使用注意】阴虚火旺者不宜使用。

【趣味歌诀】淫羊藿沈阳（补肾壮阳）风湿（祛风湿）强劲（强筋骨）。

【联想记忆】淫羊藿沈阳的大风和湿气很强劲。

巴　戟　天

速记歌诀

补肾强骨巴戟天，风湿痹痛肾阳虚。

【速记要点】巴戟天甘润入肾，能补肾强骨；辛散温通，可祛风除湿。

【功效】补肾阳，强筋骨，祛风湿。

【应用】①肾阳不足证。②风湿痹痛。

【用法用量】煎服，3 ~ 10g。

【使用注意】阴虚火旺者不宜使用。

【趣味歌诀】巴戟天沈阳（补肾阳）风湿（祛风湿）强劲（强筋骨）。

【联想记忆】巴戟天沈阳的大风和湿气很强劲。

杜　　仲

速记歌诀

肝肾不足杜仲温，胎动不安腰膝酸。

【速记要点】杜仲长于补肝肾，强筋骨，为治肾虚腰痛的常用药；又能固冲任而安胎。

【功效】补肝肾，强筋骨，安胎。

【应用】①肝肾不足，腰膝酸痛，头晕目眩。②肝肾亏虚，胎动不安，妊娠漏血。

【用法用量】煎服，6 ~ 10g。

【使用注意】阴虚火旺者慎用。

【趣味歌诀】杜仲不敢伸（补肝肾）抢（强筋骨）胎（安胎）。

【联想记忆】杜仲不敢伸手抢轮胎。

续　断

速记歌诀

续断补肾强筋骨，续折疗伤止崩漏。

【速记要点】续断能补肝肾，强筋骨，又能行血脉，疗伤续折，为伤科常用药；能调冲任而止崩漏。

【功效】补肝肾，强筋骨，续折伤，止崩漏。

【应用】①肝肾不足，腰膝酸软，风湿痹痛。②跌仆损伤，骨折筋伤。③肝肾不足，崩漏胎漏，胎动不安。

【用法用量】煎服，9 ~ 15g，止崩漏宜炒用。

【趣味歌诀】续断不敢伸（补肝肾）抢（强筋骨）折伤（续折伤）枝（止崩漏）。

【联想记忆】续断不敢伸手抢折伤的树枝。

肉 苁 蓉

速记歌诀

肾阳不足精血亏，润肠通便肉苁蓉。

【速记要点】肉苁蓉甘温补阳，质润滋养，补肾作用和缓从容；质润归大肠经，能润肠通便。

【功效】补肾阳，益精血，润肠通便。

【应用】①肾阳不足，精血亏虚，阳痿不孕，腰膝酸软。②肠燥便秘。

【用法用量】煎服，6 ~ 10g。

【使用注意】热结便秘、阴虚火旺、大便溏泻者不宜服用。

【趣味歌诀】肉苁蓉沈阳（补肾阳）医学（益精血）畅通（润肠通便）。

【联想记忆】肉苁蓉沈阳医学院的道路畅通。

补 骨 脂

速记歌诀

温肾固精补骨脂，五更泄泻肾虚喘。

【速记要点】补骨脂长于补肾固涩，用治肾虚滑脱；

补肾而纳气平喘，用治肾虚喘咳；补肾而温脾止泻，用治肾虚泄泻。

【功效】补肾壮阳，固精缩尿，纳气平喘，温脾止泻；外用消风祛斑。

【应用】①肾阳不足，阳痿不孕。②肾虚遗精滑精，遗尿尿频。③肾虚作喘。④脾肾阳虚，五更泄泻。⑤斑秃，白癜风。

【用法用量】煎服，6 ~ 10g。

【使用注意】阴虚火旺、大便秘结者忌服。

【趣味歌诀】补骨脂不伸（补肾壮阳）锁骨（缩尿固精），拿气瓶（纳气平喘），问皮鞋（温脾止泻）斑（外用消风祛斑）。

【联想记忆】补骨脂不伸锁骨，拿着气瓶，问皮鞋在哪个班。

益 智 仁

速记歌诀

暖肾固精缩尿频，温脾摄唾益智仁。

【速记要点】益智仁补益兼有收涩之性，长于温脾摄唾，用治口多唾涎。

【功效】暖肾固精缩尿，温脾止泻摄唾。

【应用】①肾虚遗尿尿频，遗精白浊。②脾虚口多唾涎，腹痛泄泻。

【用法用量】煎服，3 ~ 10g。

【趣味歌诀】益智仁不伸锁骨（补肾缩尿固精），问皮鞋（温脾止泻）拖（摄唾）（暖肾即是补肾）。

【联想记忆】益智仁不伸锁骨，问皮拖鞋在哪里。

菟丝子

速记歌诀

补肾固精菟丝子，明目止泻安胎元。

【速记要点】菟丝子归肝肾脾经，为平补阴阳之品，功能滋补肝肾，可固精，可明目，可安胎，可止泻，用治各种肝肾亏虚证。

【功效】补益肝肾，固精缩尿，安胎，明目，止泻；外用消风祛斑。

【应用】①肝肾不足，遗精遗尿，腰膝酸软。②肾虚胎动不安。③肝肾不足，目暗不明。④脾肾两虚泄泻。⑤白癜风。

【用法用量】煎服，6 ~ 12g。

【使用注意】阴虚火旺、大便秘结、小便短赤者不宜服用。

【趣味歌诀】菟丝子不敢伸（补益肝肾）锁骨（缩尿固精），谢（止泻）安（安胎）明目（明目）分班（外用消风祛斑）。

【联想记忆】菟丝子不敢伸出锁骨，谢安要明目分班。

沙 苑 子

速记歌诀

补肾固精沙苑子，肝肾不足目昏花。

【速记要点】沙苑子善于固涩，与菟丝子功效相似，可补益肝肾而明目。

【功效】补肾助阳，固精缩尿，养肝明目。

【应用】①肾虚腰痛，遗精遗尿，带下白浊。②肝肾不足，目暗昏花，头晕目眩。

【用法用量】煎服，9 ~ 15g。

【使用注意】阴虚火旺、小便短赤者不宜服用。

【趣味歌诀】沙苑子不伸（补肾助阳）锁骨（缩尿固精），明目（养肝明目）。

【联想记忆】沙苑子不伸出锁骨，想要明目。

蛤　蚧

速记歌诀

肺肾双补平虚喘，助阳益精蛤蚧平。

【速记要点】蛤蚧入肺肾二经，长于补肺气，益肾阳，止喘咳，用治虚证喘咳。

【功效】补肺益肾，纳气定喘，助阳益精。

【应用】①肺肾不足，虚喘劳嗽。②肾虚阳痿，遗精。

【用法用量】煎服，3 ~ 6g。

【使用注意】咳喘实证不宜使用。

【趣味歌诀】蛤蚧不费神（补肺益肾），拿起（纳气定喘）洋镜（助阳益精）。

【联想记忆】蛤蚧不费神，轻松地拿起洋镜。

核　桃　仁

速记歌诀

补肾温肺核桃仁，肾虚虚喘燥便秘。

【速记要点】核桃仁补肾阳之力较弱，长于补肺肾，止咳喘。

【功效】补肾，温肺，润肠。

【应用】①肾阳虚衰，腰膝酸软，小便频数。②肺肾不足，虚寒喘嗽。③肠燥便秘。

【用法用量】煎服，6 ~ 9g。

【使用注意】痰热咳嗽、阴虚火旺及便溏者不宜服用。

【趣味歌诀】核桃仁不伸（补肾）肥肠（温肺，润肠）。

【联想记忆】核桃仁不伸手拿肥肠。

冬虫夏草

速记歌诀

冬虫夏草补肺肾，止血化痰虚喘咳。

【速记要点】冬虫夏草甘平，平补肺肾，用治诸劳虚损。

【功效】补肾益肺，止血化痰。

【应用】①肾精亏虚，腰膝酸痛，阳痿遗精。②久咳虚喘，干咳痰黏，劳嗽咯血。

【用法用量】煎服或炖服，3 ~ 9g。

【使用注意】有表邪者不宜用。

【趣味歌诀】冬虫夏草不费神（补肺益肾），学花坛（止血化痰）。

【联想记忆】冬虫夏草不费神，学习设计花坛。

第三节　补血药

当　归

速记歌诀

补血活血全当归，调经止痛润肠燥。

【速记要点】当归甘温质润，长于补血，又能活血，调经止痛，为妇科要药，尤宜于血虚、血瘀寒凝之疼痛。又能补血以润肠通便。

【功效】补血活血，调经止痛，润肠通便。

【应用】①血虚萎黄，心悸眩晕。②血虚、血瘀之月经不调，痛经经闭。③虚寒腹痛，跌仆损伤，风湿痹痛，痈疽疮疡。④血虚肠燥便秘。

【用法用量】煎服，6 ~ 12g。生当归长于补血、调经、润肠通便。酒当归善活血调经。

【使用注意】湿盛中满、大便溏泻者慎用。

【趣味歌诀】 当归不学，货（补血活血）场（润肠通便）精通（调经止痛）。

【联想记忆】当归不用学习，精通货场的布局。

熟 地 黄

速记歌诀

补血滋阴熟地黄，益精填髓肝肾亏。

【速记要点】熟地黄甘温质润，善于补血；入肝肾经，滋阴益精填髓，为治疗肝肾阴虚证之要药。古人谓其“大补五脏真阴”。

【功效】补血滋阴，益精填髓。

【应用】①血虚萎黄，心悸怔忡，月经不调，崩漏。②肝肾阴虚，骨蒸潮热，腰膝酸软，盗汗遗精，内热消渴。③肝肾不足，精血亏虚，须发早白，眩晕耳鸣。

【用法用量】煎服，9 ~ 15g。

【使用注意】湿盛中满、气滞痰多、食少便溏者慎用。

【趣味歌诀】熟地黄已经（益精填髓）不学音（补血滋阴）。

【联想记忆】熟地黄已经不学音乐了。

白 芍

速记歌诀

养血敛阴白芍酸，柔肝止汗平肝阳。

【速记要点】白芍味酸，入肝经，善养肝之阴血；功能养血敛阴，从而柔肝止痛，平抑肝阳；酸敛止汗，用治虚汗。

【功效】养血调经，敛阴止汗，柔肝止痛，平抑肝阳。

【应用】①血虚萎黄，月经不调，崩漏。②自汗，盗汗。③四肢挛急疼痛，胁肋脘腹疼痛。④肝阳上亢，头痛眩晕。

【用法用量】煎服，6 ~ 15g。养血调经、柔肝止痛多炒用或酒炒用，平抑肝阳、敛阴止汗多生用。

【使用注意】阳衰虚寒者不宜用。不宜与藜芦同用。

【趣味歌诀】白芍学跳井（养血调经），练音喊（敛阴止汗），一赶羊（平抑肝阳）肉痛（柔肝止痛）。

【联想记忆】白芍学跳井，练习发音呐喊，一赶羊就肉痛。

阿　胶

速记歌诀

补血止血阿胶腻，滋阴润燥烊化服。

【速记要点】阿胶为血肉有情之品，甘温质润，补血兼止血，尤善治出血而致血虚者；养阴以滋肾水，又能滋阴而润肺燥。

【功效】补血，止血，滋阴润燥。

【应用】①血虚萎黄，心悸眩晕，肌痿无力。②吐血尿血，崩漏便血，妊娠胎漏。③热病伤阴，心烦失眠，虚风内动。④肺燥咳嗽，劳嗽咳血。

【用法用量】煎服，3 ~ 9g，烊化。

【使用注意】脾虚便溏者慎用。

【趣味歌诀】阿胶不学音（补血滋阴），运造（润燥）纸（止血）。

【联想记忆】阿胶不学习音乐了，运输造纸。

何　首　乌

速记歌诀

制何首乌：补肾益精制首乌，乌发强骨降脂浊。

生何首乌：解毒消痈生首乌，润肠通便截疟疾。

【速记要点】制何首乌功能补肾益精，用治肝肾亏虚诸证。生何首乌有解毒消痈散结之功，能润肠通便。

【功效】制何首乌：补肝肾，益精血，乌须发，强筋骨，化浊降脂。生何首乌：解毒，消痈，截疟，润肠通便。

【应用】①血虚萎黄，须发早白，腰膝酸软，眩晕耳鸣。②高脂血症。③瘰疬，疮痈，风疹瘙痒。④久疟体虚。⑤肠燥便秘。

【用法用量】煎服，制首乌 6 ~ 12g，生首乌 3 ~ 6g。

【使用注意】湿痰壅盛者忌用；生用滑肠通便，大便溏泄者忌用。不宜长期、大量使用。

【趣味歌诀】制何首乌：不敢伸（补肝肾）精血（益精血），无须（乌须发）抢金（强筋骨）子（化浊降脂）。

【联想记忆】制何首乌：不敢伸出精血，无须去抢金子。

【趣味歌诀】生何首乌：勇（消痈）姐（截疟）尝（润肠通便）毒（解毒）。

【联想记忆】生何首乌：勇敢的姐姐尝毒。

龙 眼 肉

速记歌诀

补益心脾龙眼肉，气血不足失眠悸。

【速记要点】龙眼肉补心脾，养气血，安心神，为滋补良药。

【功效】补益心脾，养血安神。

【应用】气血不足，心悸怔忡，失眠健忘，血虚萎黄。

【用法用量】煎服，9 ~ 15g。

【使用注意】有停饮、痰、火及湿盛中满者慎用。

【趣味歌诀】龙眼肉新一批（补心益脾）学神（养血安神）。

【联想记忆】龙眼肉公布新一批的学神名单。

第四节　补阴药

扫码查看未收录中药

北　沙　参

速记歌诀

养阴清热北沙参，肺胃阴虚燥渴干。

【速记要点】北沙参甘润微寒，入肺胃经，养肺胃之阴，清肺胃之虚热，用治肺阴虚证、胃阴虚证。

【功效】养阴清肺，益胃生津。

【应用】①肺热燥咳，阴虚劳嗽。②胃阴不足，咽干口渴，热病津伤。

【用法用量】煎服，5 ~ 12g。

【使用注意】不宜与藜芦同用。

【趣味歌诀】北沙参印废（养阴清肺）围巾（益胃生津）。

【联想记忆】北沙参印刷厂报废了许多围巾。

南沙参

速记歌诀

肺胃阴虚南沙参，偏重益气与化痰。

【速记要点】南沙参甘润微寒，入肺胃经，养肺胃之阴，清肺胃之虚热，用治肺阴虚证、胃阴虚证。兼能益气、化痰。

【功效】养阴清肺，益胃生津，化痰，益气。

【应用】①肺热燥咳，阴虚劳嗽。②胃阴不足，呕吐食少，气阴不足，口干烦热。

【用法用量】煎服，9 ~ 15g。

【使用注意】不宜与藜芦同用。

【趣味歌诀】南沙参印废（养阴清肺）围巾（益胃生津），一起花坛（益气化痰）。

【联想记忆】南沙参印刷厂报废了许多围巾，一起清理花坛。

百合

速记歌诀

百合润肺清心神，阴虚燥咳失眠惊。

【速记要点】百合甘寒，归心肺经，养心肺之阴，清心肺之虚热，用治肺阴虚证、心阴虚证。

【功效】养阴润肺，清心安神。

【应用】①阴虚燥咳，劳嗽咳血。②虚烦惊悸，失眠多梦。

【用法用量】煎服，6 ~ 12g。润肺止咳宜蜜炙用，清心安神宜生用。

【趣味歌诀】百合印费（养阴润肺）心神（清心安神）。

【联想记忆】百合制作印章费心神。

麦　冬

速记歌诀

麦冬益胃养肺阴，清心除烦生津液。

【速记要点】麦冬甘寒养阴，归心肺胃经，养心肺胃之阴，清心肺胃之虚热，用治心阴虚证、肺阴虚证、胃阴虚证。

【功效】养阴润肺，益胃生津，清心除烦。

【应用】①肺燥干咳，阴虚劳嗽。②胃阴不足，津伤口渴，肠燥便秘，内热消渴。③心阴虚心烦失眠，温病热扰心营。

【用法用量】煎服，6 ~ 12g。

【使用注意】外感风寒、痰湿咳嗽以及脾胃虚寒者忌服。

【趣味歌诀】麦冬费心印（润肺清心，养阴除烦）围巾（益胃生津）。

【联想记忆】麦冬费心印制围巾。

天　冬

速记歌诀

养阴润燥天门冬，肺燥肾亏消渴秘。

【速记要点】天冬归肺肾经，养肺肾之阴，清肺肾之虚热，用治肺阴虚证、肾阴虚证。其甘润苦寒之性较强，养阴作用强于麦冬。

【功效】养阴润燥，清肺生津。

【应用】①肺燥干咳，劳嗽咳血，顿咳痰黏。②肾阴亏虚，骨蒸潮热，腰膝酸痛。③热病伤津，咽干口渴，内热消渴，肠燥便秘。

【用法用量】煎服，6 ~ 12g。

【使用注意】外感风寒、痰湿咳嗽以及脾胃虚寒者忌服。

【趣味歌诀】天冬费劲（清肺生津）养阴（养阴润燥）。

【联想记忆】天冬费劲地养阴液。

石　斛

速记歌诀

石斛滋阴益胃津，肾亏目暗筋骨软。

【速记要点】石斛归胃肾经，养胃肾之阴，清胃肾之虚热，用治胃阴虚证、肾阴虚证。

【功效】益胃生津，滋阴清热。

【应用】①胃阴不足，食少干呕，热病津伤，口干烦渴，病后虚热不退。②肾阴亏虚，骨蒸劳热，目暗不明，筋骨痿软。

【用法用量】煎服，6 ~ 12g；鲜品 15 ~ 30g。

【使用注意】湿温病未化燥伤津者忌服。

【趣味歌诀】石斛自印（滋阴清热）围巾（益胃生津）。

【联想记忆】石斛自己印制围巾。

玉　竹

速记歌诀

玉竹养阴润燥渴，肺胃阴虚咽干咳。

【速记要点】玉竹归肺胃经，养肺胃之阴，清肺胃之虚热，用治肺阴虚证、胃阴虚证。

【功效】养阴润燥，生津止渴。

【应用】①肺热燥咳，阴虚劳嗽。②胃阴不足，咽干口渴，内热消渴。

【用法用量】煎服，6 ~ 12g。

【趣味歌诀】玉竹噪音（润燥养阴）声禁止（生津止渴）。

【联想记忆】玉竹制造的噪音声被禁止。

黄　　精

速记歌诀

黄精补脾益肺肾，补气养阴质黏腻。

【速记要点】黄精入脾肺肾经，气阴双补，用治脾肺肾气阴两虚证。

【功效】补气养阴，健脾，润肺，益肾。

【应用】①脾胃气虚，体倦乏力，胃阴不足。②肺虚燥咳，劳嗽咳血。③精血不足，腰膝酸软。

【用法用量】煎服，9 ~ 15g。

【使用注意】痰湿壅滞、气滞腹满、脾虚湿阻者不宜使用。

【趣味歌诀】黄精一起印（益气养阴）扉皮深（润肺，健脾，益肾）。

【联想记忆】黄精一起印刷扉页和封皮都是深黄色的图书。

枸　杞　子

速记歌诀

滋补肝肾枸杞子，眩晕耳鸣目昏涩。

【速记要点】枸杞子甘平，入肝肾经，平补肾精肝血，用治肝肾亏虚，精血不足诸证。

【功效】滋补肝肾，益精明目。

【应用】肝肾阴虚，精血不足，腰膝酸痛，眩晕耳鸣，血虚萎黄，目昏不明，内热消渴。

【用法用量】煎服，6 ~ 12g。

【趣味歌诀】枸杞子精明（益精明目）不敢伸（滋补肝肾）。

【联想记忆】枸杞子很精明，不敢伸手。

墨旱莲

速记歌诀

滋补肝肾墨旱莲，阴虚血热出血证。

【**速记要点**】墨旱莲入肝肾经，能滋补肝肾之阴；能凉血止血，用治阴虚血热各种出血证。

【**功效**】滋补肝肾，凉血止血。

【**应用**】①肝肾阴虚，眩晕耳鸣，腰膝酸软，牙齿松动，须发早白。②阴虚血热吐血、衄血、尿血、便血、崩漏，外伤出血。

【**用法用量**】煎服，6 ~ 12g。

【**趣味歌诀**】墨旱莲不敢伸（滋补肝肾）两只靴（凉血止血）。

【**联想记忆**】墨旱莲不敢伸出两只靴子。

女贞子

速记歌诀

滋补肝肾女贞子，骨蒸目暗须发白。

【**速记要点**】女贞子味甘性凉，功善滋补肝肾，用治肝肾阴虚诸证。

【功效】滋补肝肾，明目乌发。

【应用】肝肾阴虚，骨蒸潮热，眩晕耳鸣，腰膝酸软，须发早白，目暗不明。

【用法用量】煎服，6 ~ 12g。酒制可增强补肝肾作用。

【趣味歌诀】女贞子不敢（滋补肝肾）木屋（明目乌发）。

【联想记忆】女贞子不敢出木屋。

龟 甲

速记歌诀

龟甲滋阴益肾骨，养血补心固冲任。

【速记要点】龟甲咸甘微寒，为血肉有情之品，能滋补肝肾之阴以退虚热、平肝阳、息内风；功善滋补，能补肾健骨，补血安神，固冲任而止血。

【功效】滋阴潜阳，益肾强骨，养血补心，固经止崩。

【应用】①阴虚潮热，骨蒸盗汗，阴虚阳亢，头晕目眩，阴虚风动。②肾虚筋骨痿软，囟门不闭。③阴血亏虚，失眠、惊悸、健忘。④阴虚血热，崩漏经多。

【用法用量】煎服，9 ~ 24g，先煎。

【使用注意】孕妇慎用。脾胃虚寒者忌服。

【趣味歌诀】龟甲牵羊（滋阴潜阳），身强（益肾强骨）学新（养血补心）古井蹦（固经止崩）。

【联想记忆】龟甲牵着羊，身强力壮在新的古井学习蹦跳。

鳖　甲

速记歌诀

鳖甲滋阴潜阳亢，退热除蒸软坚结。

【速记要点】鳖甲咸微寒，为血肉有情之品，能滋补肝肾之阴以退虚热、平肝阳、息内风，为治阴虚发热之要药，长于软坚散结。

【功效】滋阴潜阳，退热除蒸，软坚散结。

【应用】①阴虚潮热，骨蒸劳热，阴虚阳亢，头晕目眩，阴虚风动。②癥瘕积聚，久疟疟母。

【用法用量】煎服，9 ~ 24g，先煎。

【使用注意】孕妇慎用。脾胃虚寒忌服。

【趣味歌诀】鳖甲牵羊（滋阴潜阳），间接（软坚散结）退热（退热除蒸）。

【联想记忆】鳖甲牵着羊，间接退热了。

第三十五章　收涩药

◎ **性能特点**　味多酸涩，性温或平，主入肺、脾、肾、大肠经。

◎ **功效**　收敛固涩。

◎ **应用**　各种滑脱病证。

◎ **分类、作用与适应证**

（1）固表止汗药——固表止汗——自汗、盗汗。

（2）敛肺涩肠药——敛肺止咳，涩肠止泻——肺虚久咳，久泻久痢。

（3）固精缩尿止带药——固精、缩尿、止带——肾虚不固之遗精滑精、遗尿尿频、带下。

◎ **配伍用药**　滑脱病证的根本原因是正气虚弱，因此须与相应的补益药配伍，以标本兼治。

（1）气虚自汗，配伍补气药；阴虚盗汗，配伍补阴药。

（2）脾肾阳虚之久泻、久痢者，配伍温补脾肾药。

（3）肾虚遗精滑精、遗尿尿频者，配伍补肾固精药。

（4）冲任不固，崩漏不止者，配伍补肝肾、固冲任药。

（5）肺肾虚损，久咳虚喘者，配伍补肺益肾纳气药。

◎ **使用注意** 收涩药性涩敛邪，凡表邪未解，湿热所致之泻痢、带下，以及郁热未清者，均不宜用，有“闭门留寇”之弊。

第一节 固表止汗药

麻 黄 根

速记歌诀

固表止汗麻黄根。

【**速记要点**】麻黄根甘涩性平，为敛肺固表止汗之要药。

【**功效**】固表止汗。

【**应用**】自汗，盗汗。

【**用法用量**】煎服，3 ~ 9g。

【**使用注意**】有表邪者忌用。

【**趣味歌诀**】麻黄根固执（固表止汗）。

【**联想记忆**】麻黄根很固执。

浮小麦

速记歌诀

固表止汗浮小麦，益气除热治骨蒸。

【速记要点】浮小麦甘凉，入心经，为养心敛液、固表止汗之佳品。

【功效】固表止汗，益气，除热。

【应用】①自汗，盗汗。②骨蒸劳热，阴虚发热。

【用法用量】煎服，6 ~ 12g。

【使用注意】表邪汗出者忌用。

【趣味歌诀】浮小麦固执（固表止汗）一起热（益气，除热）。

【联想记忆】浮小麦固执地一起发热。

糯稻根

速记歌诀

固表止汗糯稻根，益胃生津退虚热。

【速记要点】糯稻根甘平质轻，宜用于各种虚汗兼有口渴者。

【功效】固表止汗，益胃生津，退虚热。

【应用】①自汗，盗汗。②骨蒸潮热，虚热不退。

【用法用量】煎服，30 ~ 60g。

【趣味歌诀】糯稻根固执（固表止汗）围巾（益胃生津）退热（退虚热）。

【联想记忆】糯稻根固执地相信戴上围巾能退热。

扫码查看未收录中药

第二节　敛肺涩肠药

五　味　子

速记歌诀

收敛固涩五味子，补肾宁心益气津。

【速记要点】五味子敛肺止咳，为久咳虚喘之要药；味酸涩性收敛，能涩肠止泻；入肾经，能补肾涩精止遗；甘以益气，酸能生津，又能宁心安神。

【功效】收敛固涩，益气生津，补肾宁心。

【应用】①久咳虚喘。②久泻不止。③遗精滑精，遗尿尿频。④自汗，盗汗。⑤津伤口渴，内热消渴。⑥心悸失眠。

【用法用量】煎服，2 ~ 6g。

【使用注意】凡表邪未解，咳嗽初起，麻疹初期，内有实热，均不宜用。

【**趣味歌诀**】五味子手骨（收敛固涩）不深信（补肾宁心）一起进（益气生津）。

【**联想记忆**】五味子的手骨不深信能一起进步。

乌　梅

速记歌诀

敛肺涩肠生津液，蛔厥腹痛乌梅酸。

【**速记要点**】乌梅味酸而涩，入肺经而敛肺止咳，入大肠经而涩肠止泻；味酸性平，生津液，止烦渴；又能安蛔止痛。

【**功效**】敛肺，涩肠，安蛔，生津。

【**应用**】①肺虚久咳。②久泻久痢。③虚热消渴。④蛔厥腹痛。

【**用法用量**】煎服，6 ~ 12g，大剂量可用至 30g。止血、止泻宜炒炭用。

【**使用注意**】外有表邪或实热积滞者均不宜服。

【**趣味歌诀**】乌梅非常（敛肺，涩肠）忌讳（生津，安蛔）。

【**联想记忆**】乌梅非常忌讳黑色。

五倍子

速记歌诀

收敛固涩五倍子，滑脱出血疮湿烂。

【速记要点】五倍子酸涩收敛，具有多种收敛固涩的功效；性寒入肺，能清肺降火。

【功效】敛肺降火，涩肠止泻，敛汗，固精止遗，止血，收湿敛疮。

【应用】①肺虚久咳，痰热咳喘。②久泻久痢。③自汗，盗汗。④遗精，滑精。⑤崩漏便血，外伤出血。⑥痈肿疮毒。

【用法用量】煎服，3 ~ 6g。

【使用注意】湿热泻痢者忌用。

【趣味歌诀】五倍子非常（敛肺降火，涩肠止泻）遗憾（固精止遗，敛汗）学（止血）收拾床（收湿敛疮）。

【联想记忆】五倍子非常遗憾地学习收拾床铺。

诃子

速记歌诀

诃子涩肠敛肺咳，降火利咽失音药。

【速记要点】诃子味酸涩，性收敛，入大肠经，善于涩肠止泻；既能敛肺止咳，又能清肺利咽开音，为治肺虚久咳失音之要药。

【功效】涩肠止泻，敛肺止咳，降火利咽。

【应用】①久泻久痢。②肺虚久咳，音哑咽痛。

【用法用量】煎服，3 ~ 10g。利咽开音、敛肺清热宜生用，涩肠止泻宜煨用。

【使用注意】外有表邪、内有湿热积滞者忌用。

【趣味歌诀】诃子非常（敛肺止咳，涩肠止泻）讲火焰（降火利咽）。

【联想记忆】诃子非常激动地讲火焰。

肉 豆 蔻

速记歌诀

温中行气肉豆蔻，涩肠止泻须煨用。

【速记要点】肉豆蔻辛温而涩，能温中涩肠，为治虚寒泻痢之要药。

【功效】温中行气，涩肠止泻。

【应用】①脾胃虚寒，久泻久痢。②胃寒气滞，脘腹胀痛。

【用法用量】煎服，3 ~ 10g。内服须煨制去油。

【使用注意】湿热泻痢者忌用。

【趣味歌诀】肉豆蔻稳重气（温中行气）场（涩肠止泻）。

【联想记忆】肉豆蔻展示了稳重的气场。

扫码查看未收录中药

第三节 固精缩尿止带药

山 茱 萸

速记歌诀

补益肝肾山茱萸，肾虚不固大汗脱。

【速记要点】山茱萸功善补益肝肾，为平补阴阳之要药；能固精缩尿，固冲任以止血；能敛汗固脱，为防止元气虚脱之要药。

【功效】补益肝肾，收敛固涩。

【应用】①肝肾亏虚，腰膝酸软，眩晕耳鸣。②遗精滑精，遗尿尿频。③月经过多，崩漏带下。④大汗虚脱。⑤内热消渴。

【用法用量】煎服，6 ~ 12g，急救固脱可用至 20 ~ 30g。

【使用注意】内有湿热而致小便淋涩者不宜服用。

【趣味歌诀】山茱萸不敢伸（补益肝肾）手骨（收敛固涩）。

【联想记忆】山茱萸不敢伸出手骨。

覆 盆 子

速记歌诀

益肾固精覆盆子，肝肾亏虚目昏花。

【速记要点】覆盆子既能补益肝肾，又能固精缩尿，且能明目。

【功效】益肾固精缩尿，养肝明目。

【应用】①肾虚不固，遗精滑精，遗尿尿频。②肝肾不足，目暗昏花。

【用法用量】煎服，6 ~ 12g。

【使用注意】膀胱蕴热而小便短涩，阴虚火旺者忌用。

【趣味歌诀】覆盆子养母（养肝明目）不伸锁骨（补肾缩尿固精）。

【联想记忆】覆盆子的养母不想伸出锁骨。

桑 螵 蛸

速记歌诀

补肾固精桑螵蛸，肾虚阳痿遗尿浊。

【速记要点】桑螵蛸甘能补益，咸以入肾，功能补肾固精缩尿。

【功效】固精缩尿，补肾助阳。

【应用】①肾虚不固，遗精滑精，遗尿尿频。②肾虚阳痿。

【用法用量】煎服，5 ~ 10g。

【使用注意】膀胱蕴热而小便短涩，阴虚火旺者忌用。

【趣味歌诀】桑螵蛸沈阳（补肾助阳）故所（固精缩尿）。

【联想记忆】桑螵蛸回到沈阳的故所。

莲 子

速记歌诀

莲子补脾止泻带，益肾涩精养心神。

【速记要点】莲子入脾经，能补益脾气而止泻止带；入肾经，能益肾固精；入心经，能养心，交通心肾而安神。

【功效】补脾止泻，止带，益肾涩精，养心安神。

【应用】①脾虚久泻。②脾虚带下。③肾虚遗精滑精，遗尿尿频。④心悸，虚烦，失眠。

【用法用量】煎服，6 ~ 15g。

【趣味歌诀】莲子皮鞋带（补脾止泻，止带）深色（益肾涩精），心安（养心安神）。

【联想记忆】莲子的皮鞋带是深色的，让人心安。

芡 实

速记歌诀

益肾固精芡实涩，脾虚久泻带下浊。

【速记要点】芡实善补益脾肾而固涩，又能除湿而止泻止带。

【功效】益肾固精，补脾止泻，除湿止带。

【应用】①肾虚遗精滑精，遗尿尿频。②脾虚久泻。③带下，白浊。

【用法用量】煎服，9 ~ 15g。

【趣味歌诀】芡实皮鞋（补脾止泻）带失（止带除湿）神（益肾固精）。

【联想记忆】芡实一失神皮鞋带就开了。

第二十六章 涌吐药

◎ **性能特点** 味多酸苦，归胃经。

◎ **功效** 涌吐毒物、宿食、痰涎。

◎ **应用** 毒物、宿食、痰涎等停滞在胃脘或胸膈以上所致病证。

◎ **使用注意**

（1）涌吐药作用强烈，多具毒性，仅适用于体壮邪实者。宜采用“小量渐增”的方法，中病即止。吐后不宜马上进食。

（2）体虚或老人、小儿、妇女胎前产后，以及素有失血、头晕、心悸、劳嗽喘咳等，均当忌用。

（3）因本类药物作用峻猛，故现代临床已少用。

扫码查看未收录中药

常　山

速记歌诀

涌吐痰涎常山毒。

【速记要点】常山辛开苦泄，性善上行，能引吐胸中痰饮；善于祛痰而截疟。

【功效】涌吐痰涎，截疟。

【应用】①痰饮停聚，胸膈壅塞。②疟疾。

【用法用量】煎服，5 ~ 9g。截疟宜酒制用，涌吐可生用。用治疟疾宜在寒热发作前 2 小时或半天服用。

【使用注意】用量不宜过大，孕妇及体虚者慎用。

【趣味歌诀】常山团（涌吐痰涎）结（截疟）。

【联想记忆】常山团结同学。

甜　瓜　蒂

速记歌诀

涌吐痰食甜瓜蒂，黄疸风痰宿食毒。

【速记要点】甜瓜蒂味苦涌泄，能催吐壅塞之痰涎、未化之食物、误食之毒物。

【功效】涌吐痰食，祛湿退黄。

【应用】①宿食、风痰停滞，食物中毒。②湿热黄疸。

【用法用量】煎服，每次 2.5 ~ 5g；入丸散服，每次 0.3 ~ 1g。

【使用注意】吐血、咯血、孕妇、体虚、心脏病、胃弱及上部无实邪者忌用。

【趣味歌诀】甜瓜蒂弹（涌吐痰食）簧（祛湿退黄）。

【联想记忆】甜瓜蒂使用弹簧。

第二十七章　攻毒杀虫止痒药

◎ **性能特点**　大多有毒，以外用为主。

◎ **功效**　攻毒疗疮，解毒杀虫，燥湿止痒。

◎ **应用**　外科、皮肤科、五官科病证。

◎ **使用注意**

（1）本类药物内服使用时，宜作丸散剂用，便于掌握剂量。

（2）本类药物多有毒性，制剂时应严格遵守炮制和制剂法度，应严格掌握剂量及用法。

扫码查看未收录中药

雄　　黄

速记歌诀

解毒杀虫雄黄毒，燥湿祛痰截疟疾。

【速记要点】雄黄温燥有毒，能以毒攻毒而杀虫疗疮。

【功效】解毒杀虫，燥湿祛痰，截疟。

【应用】①痈肿疔疮，湿疹疥癣。②虫积腹痛，疟疾。

【用法用量】入丸散用，0.05 ~ 0.1g。外用适量，熏涂患处。

【使用注意】孕妇禁用。不可长期、大量使用。

【趣味歌诀】雄黄毒虫（解毒杀虫）找师（燥湿祛痰）姐（截疟）。

【联想记忆】雄黄毒虫去找师姐。

硫　黄

速记歌诀

解毒疗疮硫黄外，内服通便补肾阳。

【速记要点】硫黄外用能解毒疗疮，为治疥疮之要药；内服入肾经，用治肾阳衰微，下元虚冷诸证。

【功效】外用解毒疗疮，杀虫止痒；内服补火助阳通便。

【应用】①湿疹，疥癣，阴疽恶疮。②虚喘冷哮，阳痿腰冷，虚寒便秘。

【用法用量】内服 1.5 ~ 3g，炮制后入丸散服。外用适量，研末油调敷患处。

【使用注意】孕妇慎用；阴虚火旺者忌服；不宜与芒硝、玄明粉同用。

【趣味歌诀】硫黄借毒（解毒疗疮）杀羊（杀虫止痒），捕获羊便（补火助阳通便）。

【联想记忆】硫黄借毒药来杀羊，捕获羊的粪便。

第二十八章　拔毒化腐生肌药

◎ **性能特点**　多为矿石类，多具毒性，外用为主。

◎ **功效**　拔毒化腐排脓，收湿生肌敛疮。

◎ **应用**　痈疽疮疡溃后脓出不畅，或溃后腐肉不去，新肉难生之证，以及梅毒、癌肿等。

◎ **使用注意**　本类药物多为矿石类，多具毒性，使用时应严格遵守炮制规范及制剂法度，严格控制药物的剂量和用法。

扫码查看未收录中药

红　　粉

速记歌诀

红粉拔毒除脓液，去腐生肌疗恶疮。

【**速记要点**】红粉有较好的拔毒除脓、去腐生肌作用，为外科要药。

【功效】拔毒，除脓，去腐，生肌。

【应用】痈疽疔疮，梅毒恶疮，肉暗紫黑，腐肉不去，窦道瘘管，脓水淋漓，久不收口。

【用法用量】外用适量，研极细粉单用或与其他药味配制成散剂或制成药捻。

【使用注意】本品有大毒，只可外用，不可内服；外用亦不宜久用；孕妇禁用。

【趣味歌诀】红粉拔毒脓（拔毒，除脓），去腹肌（去腐，生肌）。

【联想记忆】红粉拔掉毒脓，去除腹肌。

轻　粉

速记歌诀

轻粉敛疮杀虫毒，内服祛痰逐水便。

【速记要点】轻粉外用有较强的攻毒敛疮作用；入大肠、小肠经，内服能通利二便。

【功效】外用杀虫，攻毒，敛疮；内服祛痰消积，逐水通便。

【应用】①疥疮，顽癣，疮疡，湿疹。②痰涎积滞，水肿鼓胀。

【用法用量】外用适量，研末掺敷患处；内服每次0.1 ~ 0.2g，每日1 ~ 2次，多入丸剂或装胶囊服。服后及时漱口，以免口腔糜烂。

【使用注意】本品有毒，不可过量或久服；内服宜慎；孕妇禁服。

【趣味歌诀】轻粉窗（敛疮）纱（杀虫）堵（攻毒），谈小鸡（祛痰消积）住水边（逐水通便）。

【联想记忆】轻粉家的窗纱堵塞了，谈论小鸡住在水边。